“十二五”江苏省高等学校重点教材（编号：2013-2-053）

医学检验技术实验系列教程

# 临床微生物学检验技术实验指导

丛书主编　邵启祥　许文荣

丛书副主编　鞠少卿　朱雪明　马　萍

丛书主审　郑铁生　柴顺根　周天戟

本书编委会

主　编　邵世和　杜　鸿

副主编　褚少鹏　段秀杰

编　者（按姓氏笔画排序）

王文红（江苏大学医学院）

王文凯（镇江市第一人民医院）

王　华（江苏大学医学院）

王晓春（江苏大学医学院）

杜　鸿（苏州大学附属第二医院）

杨世兴（江苏大学医学院）

沈　权（江苏大学医学院）

邵世和（江苏大学医学院）

周天戟（江苏大学医学院）

段秀杰（江苏大学附属医院）

倪　斌（江苏大学医学院）

谢小芳（苏州大学附属第二医院）

褚少鹏（南通大学附属医院）

秘　书　王晓春

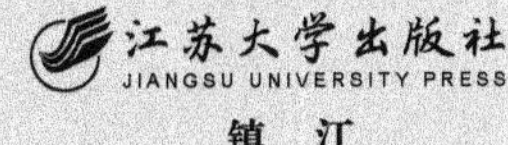

镇　江

**图书在版编目(CIP)数据**

临床微生物学检验技术实验指导 / 邵世和，杜鸿主编. —镇江：江苏大学出版社，2014.8(2021.8 重印)
ISBN 978-7-81130-887-7

Ⅰ.①临… Ⅱ.①邵… ②杜… Ⅲ.①病原微生物—医学检验—医学院校—教学参考资料 Ⅳ.①R446.5

中国版本图书馆 CIP 数据核字(2014)第 308990 号

**临床微生物学检验技术实验指导**

Linchuang Weishengwuxue Jianyan Jishu Shiyan Zhidao

丛书主编/邵启祥　许文荣
本书主编/邵世和　杜　鸿
责任编辑/常　钰
出版发行/江苏大学出版社
地　　址/江苏省镇江市梦溪园巷 30 号(邮编：212003)
电　　话/0511-84446464(传真)
网　　址/http://press.ujs.edu.cn
排　　版/镇江文苑制版印刷有限责任公司
印　　刷/广东虎彩云印刷有限公司
开　　本/787 mm×1 092 mm　1/16
印　　张/10.75
字　　数/257 千字
版　　次/2014 年 8 月第 1 版
印　　次/2021 年 8 月第 4 次印刷
书　　号/ISBN 978-7-81130-887-7
定　　价/28.00 元

# 序　言

医学检验技术专业的培养目标是培养牢固掌握基础医学和医学检验基本理论知识、基本技能和技术，熟悉临床医学知识，适应社会主义市场经济和社会发展要求的，具有一定创业意识和创新能力的医学检验及医学研究的复合人才。2012 年教育部调整了普通高等学校本科专业的设置，将五年制授医学学位的医学检验专业更改成四年制授理学学位的医学检验技术专业，更加突出了对检验技术相关知识的要求。临床检验诊断学是临床医学的重要组成部分，近年来随着生命科学和相关科学的不断发展，临床检验诊断学和相关技术也得到了飞速发展，因此对医学检验教育也提出了更高的要求。实验教学是医学检验技术专业教学的重要组成部分。

江苏大学是国内最早开设医学检验本科专业的五所高校之一，在 40 余年的医学检验教学工作中，针对医学检验人才培养过程中存在的问题，学校一代代医学检验人倾注了毕生的精力，积累了丰富的教学经验，形成了以优质师资队伍、精品课程和特色教材为一体化的多维教学体系；构建了以新生研讨—本、硕、博联动—教学法改革—国际化培养为基础，推动全局、想象、求异和批判的多元思维模式体系；以实验教学示范中心、省重点实验室和优势学科一体化建设促进教学资源的共享，提升学生实践创新能力，先后荣获多项江苏省教学成果奖。在医学检验技术实验教学改革中，构建了通用技术、课程内验证性实验、课程内综合性实验和专业设计性与创新性实验四位一体的模块化体系。在此基础上，为了使我们的教学成果能更好地服务和辐射省内医学检验技术教学，我们申请并获批了“2013 年度江苏省高等学校重点教材建设项目”，并联合了我省南通大学、苏州大学、徐州医学院和扬州大学等高校，编写了“医学检验技术实验系列教程”。本教程共分 13 个分册，覆盖了医学检验技术所有专业课程的实验教学内容。从体例方面充分体现了我们的实验教学改革成果，设置了医学检验通用技术分册和专业课分册。在各个专业课程的实验课程中包含了验证性实验和综合性、设计性实验，最后还设置了医学检验技术专业综合性实验分册和临床案例实验诊断分析分册。通过这个系列教程的教学，学生能在早期较为系统地掌握医学检验专业通用技术，并能将这些技术应用于课程内实验教学。在全面掌握了各个专业课程的技术以后，我们希望经过专业综合性实验训练和临床诊断案例分析，使学生对临床疾病的复杂性有较为全面的整体性认识，以提高临床适应能力，为随后开展临床实践奠定良好的基础。

本教程是教学改革的一次初步尝试,在体例、内容安排上不一定能完全适应现代医学检验教学改革和人才培养的需求,还需要不断完善。希望各位专家、教师、检验界同行和同学在使用本教程过程中多提宝贵意见,以便我们进一步提高教程的质量,为广大师生提供优质的实验教学用书,共享我们教学改革的成果。

在此特别感谢 BD 公司对本系列教程出版的大力支持。

邵启祥　许文荣

2014 年 6 月于江苏大学医学院

# 前　　言

高等医学教育的目标是培养医学理论基础扎实、实践能力强、富有创新精神和高尚品格的高素质医学人才。在创新性医学人才的培养过程中，实验教学是不可缺少的重要环节，如何提高实验教学的质量、实现实验教学目标，作为体现实验内容和教学方法的知识载体——实验教材发挥着重要作用，是搞好实验教学、提高教学质量的重要保证。

2012 年教育部调整了普通高等学校本科专业的设置，将五年制授医学学位的医学检验专业更改成四年制授理学学位的医学检验技术专业，更加突出了对检验技术相关知识的要求。为此，我们联合南通大学、苏州大学、徐州医学院和扬州大学医学院等高校教师，编写了《临床微生物学检验技术实验指导》。

本教材共分四篇二十三章，第一篇为常见细菌的检验技术，第二篇为常见致病性病毒的检验技术，第三篇为常见致病性真菌的检验技术，第四篇为临床微生物标本的综合检验技术。主要从技术的基本原理、操作方法和应用等方面进行了全面、系统的阐述。可供教师授课、学生实验及临床检验师检验时参考之用。

本教材在编写过程中借鉴了《病原生物学诊断技术》的编写思路和经验，得到了各位编者的大力支持，还得到了江苏省高等学校重点教材建设项目的资助，在此一并表示感谢。虽然编者尽心尽力完成编写任务，但限于我们的学术水平和编写能力，一定会有很多疏漏和不妥之处，恳请广大读者多提宝贵意见，以便修订和完善。

邵世和

2014 年 8 月

# 目 录

## 第二篇　常见致病性病毒的检验技术

## 第三篇　常见致病性真菌的检验技术



## 第四篇　临床微生物标本的综合检验技术

# 医学微生物学教学实验室规则及生物安全防护措施

## 一、医学微生物学教学实验室规则

医学微生物学实验室涉及正常菌群和病原微生物，进入实验室前，应充分了解微生物的特性及潜在的生物危害；学习生物安全基本知识，加强防范意识；了解实验室的大致布局、流动方向；了解实验仪器和器具的使用方法；熟悉应急处理措施，避免污染和发生实验室感染；遵守实验室有关规定，听从教师安排和指导，并严格遵守以下规则：

1. 课前认真复习相关理论知识并预习当次实验内容，熟悉实验目的、实验内容和基本过程。

2. 衣着整齐、规范。进入实验室应穿好工作服或隔离衣，必要时戴手套、口罩和帽子，鞋子应防滑、防渗、不露脚趾，尽可能不穿高跟鞋和日常拖鞋。

3. 个人物品按规定位置摆放。允许随身携带纸、笔等必需物品，尽量不带个人物品进入实验室，书籍、背包、手机、衣物等应放在规定位置。

4. 认真地进行各项实验，严格无菌操作。每个实验需按实验步骤有序进行，认真记录。不得随意改变、增减操作程序和步骤。

5. 实验室内物品按指定位置存放。用过的吸管、毛细滴管等应放在指定的消毒缸内；用过的注射器放入回收盒内；用过的玻片、“L”形玻棒等放入有消毒液的搪瓷缸内，不可乱放在桌面上或洗手槽中。其余试剂等物品用后随时放回原处。

6. 严禁在实验室内饮食、吸烟以及用嘴湿润标签、铅笔等物品。不可把物品放入口中，操作时最好不戴饰品，长发须扎好或放入帽中。

7. 实验中发生差错或意外事故，应立即报告带教教师进行及时处理，不可擅自处理或隐瞒。

8. 爱护实验室内各种仪器设备，按使用规则操作，并按规定登记使用情况。不得随意拨动电器开关；培养箱等开门后应及时关好；显微镜使用后要擦净，各功能部件复位后放回原处。如不慎损害器材，应报告带教教师。

9. 实验完毕后，将需要培养的材料做好标记（如学号、姓名、标本号等），放入培养箱中培育；观察完结果后将培养物放入污物桶，送消毒室处理。

10. 保持实验室清洁卫生，实验结束后需用消毒剂对台面、地面等进行擦拭，并用紫外灯照射实验室进行空气消毒。

11. 离开实验室前，脱下实验服反折放入指定位置，将手浸泡在消毒液中 5 ~ 10min，再用自来水冲洗干净。检查并关好水、电、门、窗后离开实验室。

## 二、医学微生物学教学实验室生物安全防护措施

实验室生物安全防护是指避免生物危险因子，特别是偶然的和有意利用的生物因子，对生物体包括实验室工作者在内的伤害及对环境污染的意识和措施。实验室生物安全防护包括标准化的操作技术和流程、实验室安全设备、个人防护装置和措施，以及实验室设计和建筑要求。

1. 实验室生物安全防护水平

一般为 BSL-2 级（少数致病性强的需 BSL-3 级），主要进行对人和环境具有中等潜在危害（少数为高致病性）的微生物相关实验。

2. 实验室设为 3 个区域

（1）清洁区：正常情况下没有生物危险因子污染的区域，此区可存放个人物品，一般位于实验室外。

（2）半污染区：正常情况下有轻微污染的区域。此区放置低温冰箱，主要进行准备工作，如培养基、细胞、制剂的配制等。在此区操作应做好个人防护，穿工作服或防护服、戴口罩和手套等，禁止带入个人物品。

（3）污染区：实验操作区，穿工作服或防护服、戴口罩和手套等，严格无菌操作；禁止带入个人物品。

3. 实验室安全设备

实验室安全设备包括生物安全柜、高压蒸汽灭菌器、微型加热灭菌器、超声清洗器、护目镜、面（眼）罩、应急喷淋装置、洗眼装置、干手机、酒精灯、紫外灯等。应了解仪器的位置，并严格按规定操作方法和正确步骤使用及维护。

4. 实验室生物安全基本要求

（1）配备生物安全柜。根据需要选择合适的型号，并应根据不同型号产品的要求进行安装、使用和维修。常规操作过程中容易产生气溶胶，如混匀、超声雾化和剧烈搅拌等操作应尽量使用生物安全柜。

（2）配备常用消毒剂及应用指南。血液或其他体液发生泄漏，应及时消毒；被血液或其他体液污染的设备在实验室内或外送商家进行维修之前，应清洗和消毒；无法消毒的设

备须贴上生物危害标签。

(3) 所有锐利物品在使用后应集中放入专用锐器盒内,用完后拧紧盖子,整体按照医疗废物进行处理。

(4) 使用机械移液装置时,禁止口吸移液。

(5) 实验完成后,应使用合适消毒剂对工作台面进行消毒。

(6) 手或皮肤在接触血液或其他体液后必须立即彻底清洗,实验结束后或取下手套后应立即洗手,离开实验室之前应脱下隔离衣等所有的个人防护装备,并存放在指定地方。

## 三、常见医学微生物学教学实验室意外事故处理

1. 菌(毒)种外溢到操作台面、地面和其他物品表面

遇到菌(毒)种外溢到操作台面、地面及其他物品表面时应戴手套(必要时穿防护服及对脸和眼睛进行防护),立即用布或纸巾覆盖并吸收溢出物;向布或纸巾上倾倒适当消毒剂,并覆盖周围区域,通常可以使用5%次氯酸钠溶液;如有碎玻璃或其他锐器,则要使用簸箕或硬厚纸板进行收集,并将其置于可防刺透的容器中待处理。对溢出区域再次清洁并消毒;将污染材料置于防漏、防穿透的废弃物处理容器中。被污染的防护服用消毒液浸泡后进行高压灭菌处理。

2. 菌(毒)种外溢到皮肤黏膜

如遇菌(毒)种外溢到皮肤黏膜时,应及时停止实验,能用消毒液清洗的部位可直接进行消毒,然后用水冲洗15~20min;若皮肤被刺破视为有极大危险,应对伤口进行挤血,用水冲洗消毒。视情况隔离观察,其间根据条件进行适当的预防治疗。

3. 非封闭离心桶的离心机内盛有潜在感染性物质的离心管发生破裂

这种情况视为发生气溶胶暴露事故,应立即加强个人防护力度,处理方法如下:

(1) 如果机器正在运行时发生破裂或怀疑发生破裂,应关闭机器电源,为使气溶胶沉积,机器停止后密闭离心管至少30min后行消毒处理。

(2) 如果机器停止后发现破裂,应立即将盖子盖上,并密闭至少30min。

发生上述两种情况时都应报告实验室负责人。随后的所有操作都应加强个人呼吸保护并戴厚橡胶手套,必要时可在外面戴一次性手套。清理玻璃碎片时应使用镊子,或用镊子夹着棉花来进行。所有破碎的离心管、玻璃碎片、离心桶、十字轴和转子都应放在无腐蚀性的、已知对相关微生物具有杀灭活性的消毒剂内。未破损的带盖离心管应放在另一个有消毒剂的容器中,消毒后回收。离心机内腔应用适当浓度的消毒剂反复擦拭,然后用水冲洗并干燥。清理时所使用的全部材料都应按感染性废弃物处理。

4. 在封闭离心桶(安全杯)内离心管发生破裂

所有密封离心桶都应在生物安全柜内装卸。如果怀疑在安全杯内发生离心管破损,应

该松开安全杯盖子并将离心桶高压灭菌,还可以采用化学方法消毒安全杯。

5. 操作者或其所在实验室工作人员出现与被操作病原微生物导致疾病类似的症状

如遇实验有关人员出现实验微生物感染类似症状应被视为可能发生实验室感染,需及时到医院就诊,并如实主诉工作性质和发病情况。

6. 皮肤刺伤、切割伤或擦伤

被实验所用的血液、体液污染的针头或其他锐器刺伤后,应立即用力捏住受伤部位,向离心方向挤出伤口的血液,同时用流动水冲洗伤口;再用75%乙醇或碘伏消毒伤口,并用防水敷料覆盖。如果黏膜破损,应用生理盐水(或清水)反复冲洗,伤口应使用适当的皮肤消毒剂(如70%乙醇、0.2%次氯酸钠、0.2% ~0.5%过氧乙酸、0.5%聚维酮碘等)浸泡或涂抹消毒,必要时进行医学处理。意外受伤后必须立即报告。

7. 液体溅入眼睛

当实验液溅入眼睛应立即用洗眼器或生理盐水冲洗至少10min(注意避免揉眼睛),然后再进行相应的医学处理。

8. 菌液或标本污染

当被菌液污染时应倾倒适量消毒液于污染面,浸泡30min后抹去;若手上沾有活菌,亦应于上述消毒液中浸泡10min,再用肥皂及自来水冲洗。

9. 化学药品腐蚀伤

被化学药品污染并腐蚀时先用大量清水冲洗,若为强酸以5%碳酸氢钠或5%氢氧化铵溶液中和;若为强碱则以5%醋酸或5%硼酸洗涤中和;必要时进行医学处理。

10. 实验用书籍、材料、衣物等被污染

实验用书籍、材料、衣物被污染时将原件置于盛放污染性废弃物的容器内,高压灭菌处理。

11. 在生物安全柜以外发生有潜在危害性的气溶胶释放

当遇到有潜在性的气溶胶释放时所有人员必须立即撤离相关区域,并通知实验室负责人,任何暴露人员都应该接受医学咨询。为了使气溶胶排出和较大粒子沉降,在一定时间内(如24h)应在实验室门上张贴“禁止进入”的标志。超过相应时间后,再在相关人员的指导下清除污染。

12. 意外发生火灾

遇意外火情应沉着处理,切勿慌张。如因电源起火,立即关闭电源,再行灭火;如系乙醇、二甲苯、乙醚等起火,切忌用水灭火,应迅速用沾水的布类和沙土覆盖扑火。

13. 感染的实验动物逃跑

被感染的实验动物逃跑时应立即抓回,并对污染区进行处理。

(邵世和)

# 第一篇

# 常见细菌的检验技术

# 第一章　球　菌

## 一、葡萄球菌属

葡萄球菌为触酶阳性、氧化酶阴性、兼性厌氧、革兰染色呈不规则葡萄状排列的阳性球菌，形态学和生化反应是其主要鉴别特征。临床实验室常选择触酶、血浆凝固酶、耐热核酸酶、甘露醇发酵、新生霉素敏感实验，免疫学实验和动物实验等鉴定方法，细菌鉴定所选实验越多，结果越准确。

**【目的】**

1. 掌握葡萄球菌的分离培养与菌落特点。
2. 掌握葡萄球菌的菌体形态、染色特性和鉴定方法。
3. 熟悉葡萄球菌 A 蛋白（SPA）免疫学检测和金黄色葡萄球菌肠毒素检测方法。

**【主要试剂、器材和动物】**

1. 菌种：金黄色葡萄球菌，表皮葡萄球菌，腐生葡萄球菌。

2. 培养基：普通琼脂平板，血琼脂平板，MH 琼脂平板，甘露醇发酵管，甲苯胺蓝核酸琼脂，液体培养基。

3. 试剂：革兰染液，新配 3% $H_2O_2$溶液，新鲜的 EDTA 抗凝兔血浆（或人血浆），致敏胶乳试剂，金黄色葡萄球菌肠毒素 ELISA 检测试剂盒。

4. 其他：酒精灯，生理盐水，接种环，载玻片，小试管，新生霉素纸片（5μg/片），幼猫，一次性卡片和普通光学显微镜。

**【方法与结果判读】**

### 1. 形态观察

接种环灭菌后，取普通琼脂平板或血琼脂平板上葡萄球菌菌落少许，在载玻片上与适量生理盐水研磨，革兰染色后镜检，记录油镜下菌体染色、形态及排列特征。三种葡萄球菌的菌体形态均为革兰阳性球菌,呈散在或不规则葡萄状排列。

2. 菌落观察

将金黄色葡萄球菌、表皮葡萄球菌及腐生葡萄球菌分别接种在普通琼脂和血琼脂平板上,35℃培养18~24h,观察和记录细菌菌落特征。普通琼脂平板上,三种葡萄球菌均形成湿润、光滑、圆形凸起、边缘整齐、中等大小的菌落,菌落颜色随细菌产生的脂溶性色素不同而不同(金黄色葡萄球菌呈金黄色、表皮葡萄球菌大多呈白色、腐生葡萄球菌大多呈柠檬色)。血琼脂平板上,金黄色葡萄球菌菌落周围有$\beta$溶血环,腐生葡萄球菌和大多数表皮葡萄球菌菌落周围无溶血环,其他菌落特征与其在普通琼脂平板上的菌落基本相同。

3. 生化反应

(1) 触酶实验

① 原理:葡萄球菌产生的过氧化氢酶(触酶),能催化$H_2O_2$分解成水和新生态氧,继而形成分子氧出现气泡。

② 方法:挑取普通琼脂平板上的葡萄球菌,置于洁净载玻片上,滴加1~2滴3% $H_2O_2$,立即观察结果。

③ 结果判读:30s内产生大量气泡为阳性,无气泡者为阴性。本实验常用于革兰阳性球菌的初步分类,葡萄球菌属和微球菌属为阳性,链球菌属和肠球菌属为阴性。

(2) 血浆凝固酶和凝聚因子实验

① 原理:葡萄球菌可产生两种凝固酶,一种为结合型血浆凝固酶(凝聚因子),可使血浆中纤维蛋白原变为纤维蛋白,附着于细菌表面,在玻片上形成凝块;另一种为分泌至菌体外的游离型血浆凝固酶,它在血浆中的协同因子激活下变成凝血酶样物质,可使试管中血浆发生凝固。

② 方法

玻片法(凝聚因子实验):取1滴生理盐水滴于载玻片上,用接种环挑取少许葡萄球菌菌落,与生理盐水研磨成浓的悬菌液,若无自凝现象则加1滴兔血浆混合,10s内观察结果。此法用于结合型凝固酶的测定。

试管法(凝固酶实验):取3支小试管,各加0.5mL新鲜兔血浆,一支试管中加3~5个待检菌菌落,充分研磨混匀,另两支试管中分别加凝固酶阳性的金黄色葡萄球菌和凝固酶阴性的表皮葡萄球菌作对照,三管均置37℃水浴中3~4h,观察结果。此法用于游离型凝固酶的测定。

③ 结果判读

玻片法:细菌在生理盐水中无凝集而在血浆中出现明显凝块为阳性;细菌在血浆中呈均匀混浊为阴性;若细菌在生理盐水中有自凝现象,则不适合采用玻片法测定血浆凝固酶。

试管法:细菌使试管内血浆凝固呈胶冻状为阳性;试管内血浆不凝固仍呈流动状为阴性;若阴性,继续放置24h观察,仍无凝固者为阴性。

血浆凝固酶实验是鉴别葡萄球菌的常用实验之一,除金黄色葡萄球菌呈阳性外,中间型葡萄球菌和猪葡萄球菌也可呈阳性;表皮葡萄球菌和腐生葡萄球菌均为阴性。

(3) 耐热核酸酶测定

① 原理:致病性葡萄球菌能产生一种耐热核酸酶,该酶通常在100℃下加热15min不被破坏,具有分解DNA的能力,能使DNA长链水解成寡核苷酸链。甲苯胺蓝能与水解后的DNA短链结合,使甲苯胺蓝核酸琼脂显粉红色。非致病性葡萄球菌所产生的核酸酶不耐热,加热可灭其活性。因此耐热核酸酶测定常作为鉴定葡萄球菌有无致病性的重要指标。

② 方法

玻片法:将3mL融化的甲苯胺蓝核酸琼脂均匀浇盖在洁净的载玻片上,待琼脂凝固后打6~8个孔径为2~5mm的小孔,然后取经沸水浴15min预处理的待测葡萄球菌、耐热核酸酶阴性和阳性葡萄球菌培养物各1滴,分别加入各孔中,37℃孵育3h,观察小孔周围有无粉红色圈及其大小。

平板法:将生长有葡萄球菌菌落的平板置60℃烤箱中,烤2h后取出平板(灭活不耐热的核酸酶),然后于平板中倾注10mL已预先融化的甲苯胺蓝核酸琼脂,凝固后37℃孵育3h,观察菌落周围有无粉红色圈。

③ 结果判读:玻片法孔外出现粉红色圈为阳性;平板法菌落周围呈粉红色圈为阳性;两法无变色圈为阴性;不同菌株粉红色圈的直径大小有所不同。该实验金黄色葡萄球菌呈阳性,表皮葡萄球菌和腐生葡萄球菌呈阴性。

(4) 甘露醇发酵实验

① 原理:致病性葡萄球菌多能发酵甘露醇而产酸,使含溴甲酚紫指示剂的培养基由紫色变为黄色。

② 方法:取3支甘露醇发酵管,分别接种金黄色葡萄球菌、表皮葡萄球菌和腐生葡萄球菌,35℃孵育18~24h后观察结果。

③ 结果判读:发酵管呈混浊状,由紫色变为黄色为阳性,仍为紫色者为阴性。该实验金黄色葡萄球菌呈阳性,表皮葡萄球菌和腐生葡萄球菌均呈阴性。

(5) 新生霉素敏感实验

① 原理:利用葡萄球菌对新生霉素敏感性的不同,对葡萄球菌进行鉴别。

② 方法:将待检葡萄球菌调制成0.5麦氏浊度菌悬液,均匀涂布于MH琼脂平板上,贴上含5μg新生霉素的纸片,35℃孵育16~20h,观察抑菌圈大小。

③ 结果判读:抑菌圈直径≤16mm为耐药(阴性),>16mm为敏感(阳性)。此实验主要用于凝固酶阴性葡萄球菌的鉴别,如表皮葡萄球菌为敏感,腐生葡萄球菌为耐药。

### 4. 胶乳凝集实验

① 原理:绝大多数金黄色葡萄球菌细胞壁具有葡萄球菌A蛋白(SPA),同时约96%的金黄色葡萄球菌具有能与纤维蛋白原结合的蛋白受体。当金黄色葡萄球菌与预先用纤维蛋白原和抗SPA的单克隆抗体致敏的胶乳颗粒混合时,即可出现肉眼可见的凝集现象。

② 方法:先摇匀胶乳试剂,在一次性卡片的左、右侧各加1滴胶乳试剂,用接种环挑取待检葡萄球菌的新鲜培养物加到左侧试剂中研磨,右侧试剂中加入1滴对照试剂混匀,轻摇

卡片,观察结果。

③ 结果判读:对照侧无凝集而实验侧 30s 内发生凝集者,可判定被检菌为金黄色葡萄球菌。该法简便快速,可同时测定金黄色葡萄球菌的凝聚因子和 SPA 两种特性。

### 5. 肠毒素检测

(1) ELISA 法

① 原理:利用双抗体夹心法 ELISA 原理,检测标本中金黄色葡萄球菌是否产生肠毒素。

② 方法:取 100μL 待测标本液、阳性对照和阴性对照液(阴性、阳性对照各设 2 孔),分别加到预先包被有金黄色葡萄球菌肠毒素抗体的微孔条孔中,用粘胶纸封住微孔,室温孵育 1h 后将孔中液体倾倒并在吸水纸上拍干,然后用洗涤液洗板 4 ~ 5 次后拍干,每孔加入 100μL 酶标抗体,室温下孵育 1h 后同上洗涤。每孔加 50μL TMB 底物和 50μL 显色剂,室温避光孵育 30min 后加入 100μL 2mol/L 硫酸终止液,30min 内用酶标仪于 450nm 处测定各孔吸光度值($A$)。

③ 结果判读:标本 $A$ 值 < 临界值为阴性,标本 $A$ 值 ≥ 临界值为阳性。当阳性对照 $A$ 值 > 0.5 且阴性对照 $A$ 值 < 0.3 时计算临界值,否则实验失败。

$$临界值 = 阴性对照平均 A 值 + 0.15$$

(2) 动物实验

① 原理:金黄色葡萄球菌肠毒素是一种耐热蛋白质,通常在 100℃下加热 30min 不被破坏,将其注入动物体内后可产生食物中毒的症状,通过观察实验动物对注入物的反应及症状来判断有无肠毒素的存在。

② 方法:先将金黄色葡萄球菌 48h 肉汤培养物煮沸 30min,以杀灭金黄色葡萄球菌而不破坏肠毒素,再经 3000r/min 离心 1h,取 2mL 上清液注入幼猫腹腔或静脉 0.25 ~ 2h 内观察和记录幼猫的体征变化。

③ 结果判读:幼猫出现呕吐、腹泻、体温升高及畏寒体颤等症状,表明动物肠毒素实验阳性,无变化则为阴性。该实验可用于诊断金黄色葡萄球菌引起的人类食物中毒。

## 【注意事项】

1. 因红细胞含有过氧化氢酶,用血琼脂平板上的菌落进行触酶实验会引起假阳性反应。实验菌应以 18 ~ 24h 培养物为佳,陈旧细菌可丢失触酶活性,而引起假阴性反应。触酶实验所用 3% $H_2O_2$ 需新鲜配制,每次实验时要用阳性菌株(如金黄色葡萄球菌)和阴性菌株(如链球菌)作对照。

2. 凝固酶实验玻片法是一种初筛方法,所有阴性或延迟结果需用试管法复查。不应使用高盐培养基上的细菌,否则易出现自凝而导致玻片法假阳性。凝固酶实验所用血浆以 EDTA 抗凝兔血浆为最佳,且须新鲜。

3. 新生霉素敏感实验时,菌液浓度过高或 MH 琼脂平板过厚可导致抑菌圈变小。同时用金黄色葡萄球菌 ATCC 25923 作为阳性对照,以判别新生霉素纸片是否失效。

【讨论与思考】

1. 利用葡萄球菌的触酶、血浆凝固酶、耐热核酸酶、发酵甘露醇、产金黄色色素及$\beta$溶血现象等进行检测，或采用商业鉴定系统，可以鉴别绝大多数致病性葡萄球菌。

2. 凝固酶阴性葡萄球菌是人体皮肤黏膜的正常菌群，由其引起的尿路感染、菌血症、心内膜炎、透析性腹膜炎及静脉导管感染并不少见，故当从临床标本中分离得到凝固酶阴性葡萄球菌时，不应轻率得出污染菌或无致病性的结论。若无菌体液、感染部位多次反复分离出同一细菌或呈纯培养，则有临床价值。

3. 检测葡萄球菌肠毒素有多种方法，动物实验由于灵敏度低、结果欠准确，临床实验室不常用；免疫学检测方法如反向间接血凝法、放射免疫法、ELISA 法等使用普遍，其中 ELISA 法最常用；分子生物学技术检测金黄色葡萄球菌产毒基因，该法灵敏度高，已广泛用于临床和研究；生物传感技术具有分析速度快、检样微量、生物功能膜可反复多次使用等特点，但需要特殊仪器，成本较高，一般实验室不具备开展条件。

## 二、链球菌属

链球菌是直径小于 2μm 的圆形或卵圆形革兰染色阳性球菌，呈链状排列，是触酶实验阴性的兼性厌氧细菌。链球菌属种类繁多、分布广，是人和动物的寄生菌。大多数链球菌不致病，为条件致病菌，对人类致病的主要是 A 群。形态学和生化反应是其主要鉴别依据。

【目的】

1. 掌握链球菌的分离培养与菌落特点。
2. 掌握链球菌的菌体形态、染色特性和鉴定方法。
3. 了解链球菌致病因子检测实验：链激酶实验及透明质酸酶实验。

【主要试剂、器材和动物】

1. 菌种：甲、乙、丙型链球菌，肺炎链球菌。

2. 培养基：血琼脂平板，血清肉汤培养基，马尿酸钠培养基，菊糖发酵管等。

3. 试剂：革兰染色液，120g/L $FeCl_3$试剂，100g/L 去氧胆酸钠溶液，链球菌分群胶乳试剂，溶血素“O”及还原剂，ASO 胶乳试剂，亚甲蓝溶液。

4. 其他：杆菌肽纸片，Optochin 纸片，无菌生理盐水，人血清，2% 兔红细胞，胶乳反应板，家兔，小白鼠，试管，注射器，剪刀等。

【方法与结果判读】

1. 形态观察

接种环灭菌后,取血琼脂平板上的菌落少许,在载玻片上与适量生理盐水研磨,革兰染色后镜检,记录显微镜下菌体染色、形态和排列特征。甲、乙、丙型链球菌和肺炎链球菌均为革兰阳性;链球菌菌体呈球形或卵圆形、链状排列(链的长度与菌种及培养基有关);肺炎链球菌菌体呈矛尖状,宽端相对,尖端向外,成双排列。能形成荚膜的肺炎链球菌,镜下可见菌体周围有未着色的透明圈。

2. 菌落观察

将甲、乙、丙型链球菌和肺炎链球菌分别接种在血琼脂平板上,在35℃ 5% $CO_2$中培养18~24h,观察和记录细菌菌落特征。在血琼脂平板上,链球菌呈灰白色、表面光滑、圆形凸起的小菌落。不同菌种可出现不同溶血现象。甲型链球菌菌落周围出现1~2mm草绿色溶血环($\alpha$溶血,不完全溶血),乙型链球菌菌落周围出现2~4mm透明溶血环($\beta$溶血,完全溶血),而丙型链球菌菌落周围无溶血环。肺炎链球菌菌落与甲型溶血性链球菌菌落相似,呈扁平状,但培养2~3天后,因肺炎链球菌自溶酶的作用,菌体发生自溶,菌落中心凹陷呈"脐窝状"。在血清肉汤培养基中,甲、乙、丙型链球菌呈絮状或颗粒状沉淀,肺炎链球菌呈混浊生长。

3. 生化反应

(1) 触酶实验:实验原理、方法与结果判读见本章"一、葡萄球菌属"中生化反应部分。链球菌属触酶实验均为阴性。

(2) 杆菌肽敏感实验

① 原理:A群链球菌对杆菌肽几乎都敏感,其他链球菌对杆菌肽通常耐药。

② 方法:挑取待检菌密集涂布于血琼脂平板上,然后贴上杆菌肽纸片(0.04U/片),35℃培养24h后观察结果。

③ 结果判读:杆菌肽纸片周围出现抑菌圈为阳性,若实验呈现阳性则推断被检菌为A群链球菌。

(3) CAMP实验

① 原理:B群溶血性链球菌产生的CAMP因子可促进金黄色葡萄球菌$\beta$溶血素的活性,故在血琼脂平板上B群溶血性链球菌和金黄色葡萄球菌的菌落交界处溶血能力增强,出现箭头状透明溶血区。

② 方法:挑取金黄色葡萄球菌在血琼脂平板上划种一条横线,再将待检菌距金黄色葡萄球菌接种线3~5mm处垂直接种一短线(两线不能相交),35℃培养24h观察结果。同时设阳性对照(B群链球菌)和阴性对照(A群或D群链球菌)。

③ 结果判读:接种的两菌交界处溶血能力如增强,出现箭头状透明溶血区则为阳性,否则为阴性。此实验通常用于鉴别 B 群链球菌。

(4) 马尿酸钠水解实验

① 原理:B 群链球菌含有马尿酸水解酶,从而将马尿酸水解为苯甲酸和甘氨酸。产生的苯甲酸与 $FeCl_3$结合后形成苯甲酸铁沉淀。

② 方法:将待测菌接种于马尿酸钠培养基,35℃培养48h,3000r/min 离心30min 后吸取上清液 0.8mL,加入 0.2mL 120g/L $FeCl_3$混匀。15min 后观察结果。

③ 结果判读:出现稳定沉淀物为阳性。如果有沉淀物,但轻摇后消失为阴性。此实验常用于 B 群链球菌的鉴定。

(5) Optochin 敏感实验

① 原理:Optochin(乙基氢化羟基奎宁,ethylhydrocupreine)能干扰肺炎链球菌叶酸的合成,从而特异性抑制肺炎链球菌的生长,故肺炎链球菌对 Optochin 敏感,而其他链球菌耐药。

② 方法:将待检菌落密集涂布于血琼脂平板上,再将 Optochin 纸片(5μg/片)贴于培养基上,35℃培养 18 ~24h 后观察结果。

③ 结果判读:观察抑菌环的大小,抑菌圈直径 $>$14mm 为敏感(阳性),抑菌圈直径 $\leq$ 14mm,则为耐药(阴性)。此实验常用于肺炎链球菌和甲型链球菌的鉴别。

(6) 胆汁溶菌实验

① 原理:肺炎链球菌具有自体溶解酶,胆汁或胆盐能降低细菌细胞膜上的表面张力,同时能活化该自溶酶,从而促使肺炎链球菌细胞破损或者菌体裂解自溶。

② 方法

平板法:在血琼脂平板上挑选出呈草绿色溶血环的待检可疑菌落,然后在此菌落上加 1 滴100g/L 去氧胆酸钠溶液,35℃孵育 30min 后观察结果。

试管法:取 2 支试管,每管加入待检菌培养液 0.9mL,再于两管中分别加入 0.1mL 100g/L 去氧胆酸钠溶液和生理盐水(对照管),混匀后置 37℃水浴,30min 后观察结果。

③ 结果判读:平板法若菌落消失则为阳性,不消失为阴性。试管法若液体由混浊变透明为阳性,依然混浊则为阴性。此实验通常用于鉴别肺炎链球菌与甲型链球菌。

(7) 菊糖发酵实验

① 原理:肺炎链球菌能发酵菊糖产酸,使培养基 pH 降低,从而培养基颜色发生变化。

② 方法:将待检菌接种于有溴甲酚紫指示剂的菊糖发酵管中,35℃培养 18 ~24h 后观察结果。

③ 结果判读:培养基由紫色变为黄色为阳性,不变色则为阴性。肺炎链球菌为阳性,甲型链球菌为阴性。

### 4. 血清学实验

(1) 链球菌快速分群胶乳凝集实验

① 原理:对人类致病的链球菌 90% 属于 A 群,B 群、C 群、D 群、F 群、G 群偶可致病。

用该6群抗原的兔免疫血清分别致敏的胶乳颗粒，与具有相应群特异性多糖抗原的链球菌进行间接胶乳凝集反应，可快速（约10min内）对链球菌做出分群鉴定。

② 方法：将2～3个待检菌落转种于含有0.4mL提取酶的试管中，使其成为乳化均匀的菌悬液，置37℃水浴10～15min备用。各加1滴A群、B群、C群、D群、F群、G群致敏胶乳于卡片的相应区域后，再加入上述菌悬液各1滴，分别与6种胶乳轻摇混匀，观察结果（同时设阳性对照）。

③ 结果判读：2～10min内发生胶乳凝集为阳性，与6群中哪种胶乳颗粒凝集则待检菌可鉴定为相应血清型的链球菌。

（2）肺炎链球菌胶乳凝集实验

① 原理：抗肺炎链球菌群特异性抗体致敏的胶乳悬液与加入的肺炎链球菌抗原结合后，出现肉眼可见的凝集。若标本中没有相应的抗原存在，则胶乳仍然保持悬浮液状态。

② 方法：各加1滴生理盐水于两片干燥、洁净的载玻片上，同时加入待检菌落，并进行研磨得到乳化的菌悬液；在两片载玻片上分别滴加1滴抗肺炎链球菌胶乳与1滴质控胶乳，使用一次性搅拌棒充分混匀，轻摇载玻片，2min内肉眼观察结果。

③ 结果判读：若2min内待检菌与抗肺炎链球菌胶乳发生反应，产生清晰可见的凝集，并且与质控凝集不发生凝集则判为阳性。若与两个试剂均不产生凝集则为阴性。

### 5. 抗链球菌溶血素“O”抗体（Antistreptolysin O，ASO）的测定（抗“O”实验）——胶乳法

① 原理：患者血清被适量的溶血素“O”中和后，失去血清中正常水平的ASO抗体，若患者血清中含有高滴度的ASO，则多余的抗“O”抗体与ASO胶乳试剂反应会出现凝集颗粒（胶乳试剂与溶血素“O”共价交联的产物）。

② 方法：先将患者血清于56℃灭活30min，然后用生理盐水1∶15稀释。在反应板各孔中分别滴加1滴稀释血清、阴性和阳性对照血清，再于各孔中滴加1滴溶血素“O”溶液，轻摇混匀1min，最后各孔滴加1滴ASO胶乳试剂，轻摇3min（18～20℃）后观察结果。

③ 结果判读：出现清晰凝集为阳性，不凝集为阴性（ASO≤250U/mL）。该实验为A群链球菌感染所致风湿热、急性肾小球肾炎等变态反应性疾病的辅助诊断。

### 6. 致病因子检测与动物实验

（1）链激酶实验

① 原理：A群溶血性链球菌能将血液中纤维蛋白酶原变成纤维蛋白酶，从而溶解血块、阻止血浆凝固，促进细菌在组织中扩散。

② 方法：取一支试管，加入无菌生理盐水0.8mL，后加入0.2mL人血浆，随后再加入0.5mL待检菌的24h肉汤培养物，混匀后滴加0.25mL 0.25% $CaCl_2$溶液，37℃水浴加热10min后观察结果。

③ 结果判读：血浆先凝固，随后被溶解。链激酶的含量与血浆溶解时间长短有关。15min内能将凝固的血浆完全溶解为强阳性，至24h仍不溶解则为阴性。

（2）透明质酸酶实验

① 原理：A 群溶血性链球菌产生的透明质酸酶可溶解细胞中的透明质酸，从而使组织疏松，增强组织的通透性，促进细菌在组织中扩散。

② 方法：剪去家兔背部两侧约 10cm × 10cm 的毛，常规消毒待用。将待检菌的 24h 血清肉汤培养物 3000r/min 离心 30min 后，吸取上清液 1mL 于试管中，并在试管中加入0.1mL 亚甲蓝溶液混匀。用注射器抽取 0.2mL 混匀的液体，对家兔背部一侧消毒处进行皮内注射，出现一皮丘；家兔背部另一侧仅注射含等量亚甲蓝溶液的血清肉汤作为对照。20 ~ 60min 后观察结果。

③ 结果判读：比较两侧皮内亚甲蓝溶液的扩散范围，实验侧较对照侧亚甲蓝扩散圈直径大 2 倍以上则判为阳性，否则为阴性。此实验用于 A 群溶血性链球菌的鉴定，并可测定其致病性。

（3）小白鼠毒力实验

① 原理：小白鼠对肺炎链球菌极其敏感，少量有荚膜的肺炎链球菌即可使小白鼠感染致死。

② 方法：将待检菌的 24h 血清肉汤培养液进行一定浓度的稀释，抽取 0.5mL 注射于小白鼠腹腔，饲养小白鼠 1 ~2 天，并观察小白鼠的情况。

③ 结果判读：若小白鼠在 1 ~2 天死亡为阳性，不死亡则为阴性。解剖死亡小白鼠做腹腔印片，革兰染色镜检可见革兰阳性、有荚膜的双球菌。

**【注意事项】**

1. 根据病情采集不同标本，如脓液、鼻咽拭子、血液等。风湿热患者可取患者血清进行抗链球菌溶血素“O”实验。脓液、鼻咽拭子、血液、痰液等标本采集后需 2h 内送至实验室检查和接种。

2. 杆菌肽敏感实验中，涂布待测菌接种量要大，防止出现假阳性。另外少数的 B 群、C 群和 G 群链球菌对杆菌肽也敏感，应结合其他生化反应鉴别。

3. 近年来已出现对 Optochin 耐药的肺炎链球菌，因此 Optochin 敏感实验若呈阴性，应结合胆汁溶菌实验加以确认。个别情况还会出现草绿色链球菌对 Optochin 敏感，应结合多种方法鉴定。

4. 做 ASO 胶乳凝集实验时，加入 ASO 胶乳后，轻摇至规定时间即记录结果，超过规定时间出现的凝集不能视为阳性。另外，标本若存在溶血、高脂、黄疸、高胆固醇等情况，或者标本被污染都会影响实验结果。若室温低于 10℃，应该延长反应时间 1min，室温每升高 10℃则缩短反应时间 1min。

5. 胆汁溶菌实验中，酸性条件下的去氧胆酸钠溶液易有沉淀现象，因此若培养物为酸性，应先将其 pH 值纠正为弱碱性后再进行实验。注意胆盐只能使活菌自溶，对死菌无效。

**【讨论与思考】**

1. 链球菌是一类常见的化脓性球菌，广泛分布于自然界，也是人体的正常菌群。大多数链球菌不致病,为条件致病菌。对人致病的链球菌 90% 以上属于 A 群,引起的疾病主要有各种化脓性炎症、猩红热、新生儿败血症、细菌性心内膜炎、风湿热、肾小球肾炎等。

2. 肺炎链球菌与甲型链球菌的区别,除了通过观察菌体形态、菌落特征、培养基中生长特征以及相关生化实验进行鉴别(表 1-1)外,亦可通过荚膜肿胀实验快速鉴定。荚膜肿胀实验方法如下:取纯培养菌液与肺炎链球菌诊断血清各 1 滴,在凹玻片上混匀,然后加入一接种环吕氏亚甲蓝试剂,混匀后加盖玻片,油镜下观察。若菌体周围有一无色而较宽的环状物,则判断为阳性,即为肺炎链球菌。

**表 1-1　肺炎链球菌与甲型链球菌的鉴别**

| 细菌 | 菌体形态 | 菌落特征 | 胆汁溶菌 | Optochin 敏感 | 菊糖分解 | 小鼠毒力 |
|---|---|---|---|---|---|---|
| 肺炎链球菌 | 矛尖状成双、可有荚膜 | 稍大、湿润、扁平脐状 | + | + | + | + |
| 甲型链球菌 | 圆形成链、无荚膜 | 较小、稍干、圆形凸起 | – | – | – | – |

3. 链球菌溶血素“O”抗原性强,在感染 2 ~ 3 周后可刺激机体产生抗链球菌溶血素“O”抗体,测定该抗体含量可用于推断患者近期是否受 A 群溶血性链球菌感染,辅助诊断风湿热和肾小球肾炎等。其检测方法有溶血法和胶乳法,后者方法简便、快速,应用广泛。

## 三、肠球菌属

肠球菌属是一群触酶实验阴性,涂片染色镜检可见单个、成双或短链排列的卵圆形革兰阳性球菌。其在自然界中广泛存在,是人类和动物肠道中的正常菌群,但可成为条件致病菌。肠球菌所致感染最多见于泌尿道感染,同时它亦是医院感染的重要病原菌。临床实验室多根据其形态学和生化反应来鉴别。

### 【目的】

1. 掌握肠球菌的分离培养与菌落特点。
2. 掌握肠球菌的菌体形态、染色特性和鉴定方法。

### 【主要器材和试剂】

1. 菌种:肠球菌,D 群链球菌。

2. 培养基:血琼脂平板,血清肉汤,胆汁-七叶苷斜面培养基,65g/L NaCl 血清肉汤培养基。

3. 试剂:革兰染色液,PYR 试剂。

4. 其他:PYR 纸片,生理盐水,载玻片,普通光学显微镜等。

**【方法与结果判读】**

1. 形态观察

接种环灭菌后,取血琼脂平板上菌落少许,在载玻片上与适量生理盐水研磨,革兰染色后镜检,记录显微镜下菌体染色、形态和排列特征。肠球菌形态为单个、成双或短链状排列的卵圆形革兰阳性球菌。

2. 菌落观察

将肠球菌接种于血琼脂平板上,35℃培养 18 ~ 24h,观察和记录细菌菌落形态。在血琼脂平板上,肠球菌出现灰白色、不透明、表面光滑、直径 0.5 ~ 1mm 大小的菌落,菌落周围可出现 $\alpha$ 溶血环,因菌株不同亦可无溶血环。

3. 生化反应

(1) 胆汁-七叶苷实验

① 原理:胆汁-七叶苷斜面培养基中既有 $Fe^{2+}$,又有胆汁。胆汁对某些细菌有抑制作用,因此只有既能在胆汁中生长,又能水解七叶苷的细菌才能表现出对七叶苷的水解活性。而肠球菌和 D 群链球菌都能在含有胆盐的培养基中生长并水解七叶苷,生成七叶素,七叶素与培养基中枸橼酸铁的 $Fe^{2+}$ 反应形成黑色沉淀,从而使培养基变为黑色。

② 方法:将被检菌接种于胆汁-七叶苷琼脂培养基上,35℃孵育 18 ~ 24h。

③ 结果判读:细菌生长,且培养基变成黑色为阳性,不变色为阴性。此实验是鉴定肠球菌的重要实验,但不能区分肠球菌和 D 群链球菌。

(2) PYR 实验

① 原理:多数肠球菌含有吡咯烷酮芳基酰胺酶(Pyrrolidonyl-arylamidase),从而能水解吡咯烷酮-$\beta$-萘基酰胺(L-pyrrolidonyl-$\beta$-naphthylamide,PYR)释放出 $\beta$-萘基酰胺,后者可与 PYR 试剂(N,N-dimethylamino-cinnamaldehyde)作用,形成红色的复合物。

② 方法:用接种环挑取待检菌涂擦在含有 PYR 的纸片上,然后在 35℃下孵育 5min,再于纸片上滴加 PYR 试剂,观察纸片颜色。

③ 结果判读:若 1min 后纸片呈红色,PYR 实验为阳性,不变色则为阴性。该实验是一种快速筛选鉴定实验,经常用于肠球菌和 D 群链球菌的鉴别,肠球菌为 PYR 实验阳性,D 群链球菌为阴性(表 1-2)。同时亦可用于鉴定能产生吡咯烷酮芳基酰胺酶的细菌,如 A 群化脓性链球菌和某些凝固酶阴性的葡萄球菌等。

表 1-2 肠球菌属和 D 群链球菌的鉴别

| 实验 | 肠球菌属 | D 群链球菌 |
| --- | --- | --- |
| 胆汁-七叶苷实验 | + | + |
| PYR 实验 | + | - |
| 65g/L NaCl 生长实验 | + | - |
| 45℃生长实验 | + | - |

注：+表示 90%以上菌株阳性；-表示 90%以上菌株阴性。

（3）65g/L NaCl 生长实验

① 原理：肠球菌具有很强的耐盐能力，能在 65g/L NaCl 血清肉汤培养基中生长，而链球菌的耐盐能力较弱，在此培养基中不能生长。

② 方法：将待检菌接种于 65g/L NaCl 血清肉汤培养基中，35℃孵育 18～24h。

③ 结果判读：细菌生长且能使培养基变黄为阳性，细菌不生长为阴性。此实验同 PYR 实验都是鉴别肠球菌和 D 群链球菌的重要实验。

## 【注意事项】

1. 进行胆汁-七叶苷实验时，接种菌量不可过大，否则细菌无须生长仅靠自身固有的酶也可使七叶苷分解，易造成假阳性。结果判读时，要求至少 1/2 斜面变黑色或棕褐色才可判为阳性，如只有细菌生长，而斜面不变黑，或仅小部分变黑，则判为阴性。

2. 65g/L NaCl 生长实验是检测高盐环境下细菌的生长和繁殖能力，细菌如能耐受高盐生长，则可分解培养基中的葡萄糖而使指示剂变色（溴甲酚紫变黄色）。细菌的接种量不能过大，否则细菌不需繁殖亦可使葡萄糖产酸，导致假阳性反应。

## 【讨论与思考】

根据 Lancefield 抗原血清分型将链球菌属分为 A 群、B 群、C 群、D 群等 20 群，而原来归属为 D 群链球菌的肠球菌已经独立为肠球菌属。肠球菌属为医院感染的重要病原菌，所致感染最多见于泌尿道感染。由于肠球菌的高耐药菌株日渐增多，故对肠球菌所致感染的治疗已成为临床的重要课题。肠球菌的鉴定主要依据 PYR 实验、胆汁-七叶苷实验和 65g/L NaCl 生长实验等生化实验。由于肠球菌和 D 群链球菌都能在含有胆盐的培养基中生长并水解七叶苷，生成七叶素，从而使培养基变为黑色，因此两者胆汁-七叶苷实验均呈阳性。而在 PYR 实验与 65g/L NaCl 生长实验中，肠球菌呈阳性，D 群链球菌呈阴性。

# 四、奈瑟菌属和卡他莫拉菌

奈瑟菌属及卡他莫拉菌均是革兰染色阴性球菌，形似肾形或咖啡豆样，成双排列，触酶和氧化酶阳性。奈瑟菌属中仅淋病奈瑟菌和脑膜炎奈瑟菌对人致病，其余均为腐生菌，寄生在人体鼻咽腔等部位。卡他莫拉菌可存在于健康人的上呼吸道，一般不致病。机体免疫力低下时可引起中耳炎、鼻窦炎等，是社区呼吸道感染的主要病原菌之一。

**【目的】**

1. 掌握脑膜炎奈瑟菌和淋病奈瑟菌的菌体形态、染色特性和鉴定方法。
2. 熟悉脑膜炎奈瑟菌和淋病奈瑟菌的分离和培养特性。
3. 熟悉卡他莫拉菌的形态和培养特性。

**【主要器材和试剂】**

1. 菌种：脑膜炎奈瑟菌，淋病奈瑟菌，卡他莫拉菌。
2. 培养基：巧克力琼脂平板，血琼脂平板，葡萄糖发酵管，麦芽糖发酵管，蔗糖发酵管，硝酸盐培养基，DNA 琼脂平板。
3. 试剂：革兰染色液，氧化酶试剂，硝酸盐还原试剂，1mol/L 盐酸。
4. 其他：脑膜炎奈瑟菌，淋病奈瑟菌和卡他莫拉菌革兰染色示教片，生理盐水，载玻片，普通光学显微镜，生物安全柜等。

**【方法与结果判读】**

### 1. 形态观察

镜下观察脑膜炎奈瑟菌、淋病奈瑟菌及卡他莫拉菌革兰染色示教片。脑膜炎奈瑟菌和淋病奈瑟菌都为革兰阴性、肾形或豆形、成双排列、凹面相对的球菌。在急性感染的临床标本革兰染色片中，它们大多位于吞噬细胞内，少数在吞噬细胞外。卡他莫拉菌亦为革兰阴性咖啡豆形、成双排列的细菌，痰标本中可存在于吞噬细胞内或外。

### 2. 菌落观察

将脑膜炎奈瑟菌、淋病奈瑟菌和卡他莫拉菌分别接种于血琼脂平板和巧克力琼脂平板上，置35℃、5% $CO_2$、高湿度的环境中孵育，48～72h 后观察菌落形态。脑膜炎奈瑟菌、淋病奈瑟菌在血琼脂或巧克力琼脂平板上呈圆形凸起、光滑湿润、透明或半透明、不溶血、直径1～2mm的灰蓝色菌落。卡他莫拉菌在血琼脂或巧克力琼脂平板上呈灰白或浅棕色、光滑、圆形凸起、不透明的菌落,用接种环推移,整个菌落可在平板上移动。

3. 生化反应

(1) 氧化酶实验

① 原理:奈瑟菌属均能产生氧化酶,可将盐酸二甲基对苯二胺(或盐酸四甲基对苯二胺)氧化成有色的醌类化合物。

② 方法:用白色滤纸条蘸取被检菌落,滴加 1 滴 10g/L 盐酸二甲基对苯二胺试剂于滤纸条的菌落上,立即观察结果。

③ 结果判读:立刻出现红色,后逐渐加深呈紫红色为阳性(如滴加试剂为盐酸四甲基对苯二胺,则呈现蓝紫色为阳性);不变色为阴性。奈瑟菌属氧化酶实验阳性。

(2) 葡萄糖、麦芽糖和蔗糖发酵实验

① 原理:脑膜炎奈瑟菌能发酵葡萄糖和麦芽糖,不发酵其他糖类,而淋病奈瑟菌只分解葡萄糖,发酵糖后使培养基 pH 值升高,培养基从而由紫色变为黄色。卡他莫拉菌不分解任何糖类。

② 方法:将脑膜炎奈瑟菌、淋病奈瑟菌和卡他莫拉菌分别接种于葡萄糖发酵管、麦芽糖发酵管和蔗糖发酵管中,35℃孵育 18 ~ 24h。

③ 结果判读:培养基若由紫色变为黄色,则为阳性,不变色为阴性。常用糖发酵实验来鉴别脑膜炎奈瑟菌和淋病奈瑟菌 (表 1-3)。

**表 1-3 部分奈瑟菌和卡他莫拉菌的主要生化反应**

| 菌种 | 氧化酶 | 葡萄糖 | 麦芽糖 | 蔗糖 | 硝酸盐还原 | DNA 酶 |
|---|---|---|---|---|---|---|
| 脑膜炎奈瑟菌 | + | + | + | - | - | - |
| 淋病奈瑟菌 | + | + | - | - | - | - |
| 卡他莫拉菌 | + | - | - | - | + | + |

(3) 硝酸盐还原实验

① 原理:培养基中的硝酸盐被某些细菌还原生成亚硝酸盐、氨和氮等。亚硝酸盐与醋酸作用生成亚硝酸,亚硝酸再与对氨基苯磺酸作用生成对重氮苯磺酸,后者与 α-萘胺结合成红色的 N-α-萘胺偶氮苯碘酸。

② 方法:在硝酸盐培养基中接种待检菌,35℃孵育 1 ~ 2 天,继而加入 2 滴硝酸盐还原试剂甲液(对氨基苯磺酸和醋酸)和乙液(α-萘胺和醋酸)后观察结果。

③ 结果判读:立即或 10min 内呈红色为阳性,不变色为阴性。若加试剂后不出现红色,则需在培养基试管内加入少许锌粉来检查硝酸盐是否被还原,若出现红色表明硝酸盐仍然存在,判为阴性,若不出现红色则说明硝酸盐已被还原,判为阳性。此实验可用于奈瑟菌属和卡他莫拉菌的鉴别,卡他莫拉菌为阳性,奈瑟菌属多为阴性(但粘液奈瑟菌为阳性)。

(4) DNA 酶实验

① 原理:某些细菌产生的 DNA 酶可将 DNA 长链水解成由几个单核苷酸组成的寡核苷酸链。酸可沉淀长链 DNA,并且能溶解水解后的寡核苷酸,因此在 DNA 平板上加入酸后,

菌落周围出现透明环。

② 方法:点状接种待检菌于 DNA 琼脂平板上,35℃培养 18 ~24h,用 1mol/L 盐酸倾注平板。

③ 结果判读:菌落周围出现透明环为阳性,不出现透明环则为阴性。此实验可用于奈瑟菌属和卡他莫拉菌的鉴别,卡他莫拉菌为阳性,奈瑟菌属均为阴性。

【注意事项】

1. 氧化酶实验需避免接触含铁物质,否则易出现假阳性。实验时需选用铜绿假单胞菌为阳性对照,大肠埃希菌为阴性对照。

2. 脑膜炎奈瑟菌发酵糖的能力较弱,生成酸的量较少,培养基的 pH 值只能降低至 6.0 左右,因此配制糖发酵管时应严格控制培养基 pH 值,使其在 7.2 ~7.4,同时应选用酸性复红或酚红等作为 pH 指示剂。

3. 脑膜炎奈瑟菌和淋病奈瑟菌抵抗力弱,标本应立即送检,并注意保温、保湿及避免光照。最好床边接种,提高检出率。

4. 脑膜炎奈瑟菌具有潜在传染性,实验人员暴露于含脑膜炎奈瑟菌气溶胶的环境中,罹患流行性脑膜脊髓炎的风险性较大,因此所有操作应在生物安全柜中进行,如无生物安全柜,应尽量减少对该菌的处理。

【讨论与思考】

1. 对人类具有致病性的奈瑟菌属细菌只有脑膜炎奈瑟菌和淋病奈瑟菌,其余均为腐生菌,可寄生在人体内。卡他莫拉菌可寄居在健康人群的上呼吸道中,一般不致病,当机体免疫力低下时,可引起中耳炎、鼻窦炎等疾病。因此,标本分离出奈瑟菌和卡他莫拉菌时,应合理判断其临床价值。

2. 乳胶凝集实验、协同凝集实验等免疫学方法可快速检测患者体液中脑膜炎奈瑟菌抗原,但是阴性结果不能排除脑膜炎奈瑟菌的感染,需与细菌涂片和培养结合判断。目前尚无检测体液中淋病奈瑟菌抗原的免疫学实验。

3. 核酸探针和聚合酶链反应(PCR)检测淋病奈瑟菌,具有快速、准确的优点,但其结果不能作为淋病治疗的评估指标。

(褚少鹏)

# 第二章　肠杆菌科细菌

## 一、埃希菌属

从人体分离的埃希菌属细菌只有大肠埃希菌，简称大肠杆菌，是临床最常见和最重要的细菌。大肠埃希菌是肠道内正常菌群的主要成员，在正常情况下不致病，但有些菌株具有致病性。根据引起胃肠炎的机制不同，大肠埃希菌可以分为五种类型：肠产毒素型大肠埃希菌（ETEC）、肠侵袭性大肠埃希菌（EIEC）、肠致病性大肠埃希菌（EPEC）、肠出血性大肠埃希菌（EHEC）和肠聚集性大肠埃希菌（EAEC）。

**【目的】**

1. 掌握大肠埃希菌的生物学特征、常见类型及鉴定方法。
2. 熟悉大肠埃希菌的血清学及动物实验。

**【主要试剂、器材和动物】**

1. 菌种：普通大肠埃希菌（*E. coli*），EPEC，ETEC，EIEC，EHEC，大肠埃希菌 O157。
2. 培养基：克氏双糖铁培养基（KIA），动力-吲哚-尿素培养基（MIU），葡萄糖蛋白胨水，柠檬酸盐琼脂斜面及硝酸盐培养基，SS 琼脂平板，中国蓝琼脂平板，MAC 平板、伊红美蓝琼脂平板，山梨醇-麦康凯（SMAC）琼脂平板。
3. 试剂：EPEC 3 组多价诊断血清和 12 种单价诊断血清，EIEC OK Ⅰ组、Ⅱ组、Ⅲ组多价诊断血清和 8 种单价诊断血清，氧化酶试剂或纸片，柯氏试剂，甲基红试剂，400g/L KOH 溶液，3% $H_2O_2$溶液，VP 实验甲液、乙液。
4. 动物及其他：健康豚鼠（体质量 300 ~ 400g），家兔（体质量 2kg 左右），无菌手术器械，纱布，无菌滴管，载玻片，生理盐水，革兰染色液等。

**【方法与结果判读】**

### 1. 形态观察

镜下可见大肠埃希菌革兰染色阴性，中等大小杆菌、两端钝圆、多呈单个分散存在；观察鞭毛染色标本片可见本菌为周毛菌。

2. 菌落观察

取普通大肠埃希菌及 EPEC、ETEC、EIEC、EHEC 分别接种在 SS 琼脂平板、中国蓝琼脂平板或伊红美蓝琼脂平板上，经 37℃孵育 18 ~ 24h 观察结果。在 SS 琼脂平板上大肠埃希菌形成红色的、圆形、凸起、边缘整齐的菌落，多数为光滑型菌落。在中国蓝琼脂平板上由于本菌分解乳糖产酸而形成蓝色、凸起、较大的菌落。大肠埃希菌分解乳糖产酸，在伊红美蓝琼脂平板上形成紫黑色具有金属光泽、大而隆起、不透明的菌落。大肠埃希菌 O157 则需接种在 SMAC 琼脂平板上，35℃孵育 18 ~ 24h，形成红色、中等大小的菌落。

3. 生化反应

（1）氧化酶实验：方法与结果判读见第一章"四、奈瑟菌属和卡他莫拉菌"部分。大肠埃希菌的氧化酶实验呈阴性。

（2）克氏双糖铁（KIA）复合实验

① 原理：该培养基以酚红作指示剂，在酸性时呈黄色，碱性时呈红色。细菌如能发酵乳糖和葡萄糖而产酸产气，则斜面与底层均呈黄色，且有气泡；如只发酵葡萄糖不发酵乳糖，因葡萄糖含量较少（占乳糖量的 1/10），斜面所产生的少量酸可因接触空气而氧化挥发，从而使斜面保持原来的红色，底层由于是在相对缺氧的情况下，细菌发酵葡萄糖所生成的酸类物质不被氧化挥发而保持黄色；如细菌分解蛋白质产生硫化氢，则与硫化亚铁作用生成黑色的硫化铁，使培养基变黑。

② 方法：将待检菌接种于克氏双糖铁培养基上（底层穿刺，上层斜面划线），经 35℃孵育 18 ~ 24h。

③ 结果判读：如待检菌发酵乳糖和葡萄糖，产酸又产气，则上层和底层均呈黄色且有气泡；如待检菌只发酵葡萄糖而不发酵乳糖，则底层变黄，上层仍为红色。如底层变黑，说明该菌能产生硫化氢，生成黑色硫化铁沉淀。大肠埃希菌表现为发酵乳糖和葡萄糖，产酸、产气、不产硫化氢，KIA AA + -。

（3）动力实验

① 方法：用接种针挑取待检菌培养物，于半固体培养基的中心处向下垂直穿刺接种，直至试管底部上方的 5mm 左右（不能穿至试管底），接种后的接种针沿原穿刺线退出，经 35℃孵育 18 ~ 24h。

② 结果判读：有鞭毛的细菌能够沿穿刺线向四周扩散，为动力实验阳性；而无鞭毛的细菌只能沿穿刺线生长，不能扩散，为动力实验阴性。大肠埃希菌有周生鞭毛，动力实验阳性。

（4）吲哚实验（靛基质实验）

① 原理：有些细菌具有色氨酸酶，能分解蛋白胨中的色氨酸产生吲哚，与吲哚试剂形成红色化合物。

② 方法：将待检菌接种至蛋白胨水培养基中，经 35℃孵育 18 ~ 24h。

③ 结果判读：在培养物中沿管壁加入吲哚试剂数滴，静置半分钟，使分为两层，在培养

物液面上层呈玫瑰红色为吲哚实验阳性,不变色为阴性。大肠埃希菌为阳性。

（5）尿素酶实验

① 原理:具有尿素酶的细菌能分解尿素产氨,使培养基呈碱性,酚红指示剂变为红色。

② 方法:将待检菌接种至尿素培养基中,经35℃孵育18～24h。

③ 结果判读:培养基变红为阳性,反之为阴性。大肠埃希菌为阴性。

（6）甲基红实验

① 原理:某些细菌分解葡萄糖产生丙酮酸,丙酮酸可进一步分解为甲酸、乙酸等酸性物质,故培养基pH值在4.5以下,加入甲基红指示剂后呈红色(阳性)。有些细菌分解葡萄糖产生的酸进一步转化为醇、酮等非酸性物质,使培养基pH值在6.2以上,加入甲基红试剂呈黄色(阴性)。

② 方法:将待检菌接种至葡萄糖蛋白胨水培养基中,经35℃孵育18～24h。

③ 结果判读:在培养物中加入甲基红指示剂2～3滴,立即观察,红色为阳性,黄色为阴性。大肠埃希菌为阳性。

（7）V-P(Voges-Proskauer)实验

① 原理:某些细菌分解葡萄糖生成丙酮酸,丙酮酸可进一步分解脱羧生成乙酰甲基甲醇,乙酰甲基甲醇在碱性条件下被氧化成二乙酰,后者与蛋白胨中的精氨酸所含的胍基起作用,生成红色胍缩二乙酰,为V-P实验阳性。若培养基中胍基含量少,可加入少量含胍基的化合物如肌酸肌酐,以加速反应。

② 方法:将待检菌接种至葡萄糖蛋白胨水中,经35℃孵育18～24h。

③ 结果判读:于培养物中加入VP试剂甲液和乙液各1滴,充分振摇试管,观察结果。如立即或于数分钟内出现红色反应者为阳性;若为阴性应将试管至35℃中4h后再进行观察,仍无色者为阴性。大肠埃希菌为阴性。

（8）枸橼酸盐利用实验

① 原理:当细菌可以利用铵盐作为唯一的氮源,同时利用枸橼酸盐作为唯一的碳源时,可在枸橼酸盐培养基上生长,并分解枸橼酸盐为碳酸盐,使培养基变为碱性,指示剂溴麝香草酚蓝由绿色变为深蓝色,为枸橼酸盐利用实验阳性。若细菌不能利用枸橼酸盐为碳源,则细菌不能生长,培养基不变色(绿色)。

② 方法:将待检菌接种于枸橼酸盐培养基中,经35℃孵育24～48h。

③ 结果判断:若有菌苔出现,培养基变为深蓝色为阳性。细菌不能生长,培养基不变色(仍为绿色),为枸橼酸盐利用实验阴性。大肠埃希菌为阴性。

（9）硝酸盐还原实验

① 原理:某些细菌能还原培养基中的硝酸盐,生成亚硝酸盐、氨和氮等。一般硝酸盐还原实验,系测定还原过程中所生成的亚硝酸盐。如培养基中有亚硝酸盐存在,与醋酸作用生成亚硝酸,亚硝酸与对氨基苯磺酸作用,成为重氮苯磺酸,后者与$\alpha$-萘胺结合为红色的N-$\alpha$-萘胺偶氮苯磺酸。肠杆菌科细菌均能还原硝酸盐为亚硝酸盐。有些细菌能使硝酸盐或亚硝酸盐还原为氮,如假单胞菌属等,硝酸盐或亚硝酸盐还原生成气体氮或氧化氮,称为脱硝化或脱氮化作用。

② 方法：将待检菌接种至硝酸盐培养基，35℃培养1～4天，每天吸取培养液0.5～1mL，加入硝酸盐还原试剂（甲、乙液等量混合）0.1mL，观察结果。

③ 结果判读：培养物中加入硝酸盐还原试剂后立刻或于10min内呈红色为阳性，不变色为阴性。如欲检查有无氮气产生，可于培养基内加一只小倒管，管内有气泡产生，表示有氮气生成。如加入硝酸盐试剂不出现红色，需检查硝酸盐是否被还原，可于原试管内再加入少许锌粉，如出现红色，表示硝酸盐仍存在；若不出现红色，表示硝酸盐已被还原为氨和氮。大肠埃希菌为阳性。

### 4. 血清学反应

（1）EPEC的鉴定

① 方法：取EPEC在KIA上的培养物，分别与EPEC OK多价Ⅰ组、Ⅱ组、Ⅲ组诊断血清做玻片凝集实验。

② 结果判读：被检菌如与某一组多价血清发生凝集，继续与该组中的单价分型血清做玻片凝集实验，如迅速发生明显凝集，生理盐水对照不凝集，表示细菌具有某型EPEC K抗原，需进一步鉴定O抗原。用生理盐水将菌落或菌苔制成$10^8$/mL的菌液，100℃加热1h后，再与该分型血清做玻片凝集实验，发生凝集者，即为具有某型EPEC的O抗原。

（2）EHEC（O157：H7）鉴定

挑取SMAC上红色的、中等大小的菌落与大肠埃希菌的O157抗血清做胶乳凝集实验，实验方法按试剂盒说明书进行。

### 5. 动物实验

（1）豚鼠角膜结膜炎实验

① 方法：用纤维玻棒取EIEC菌液接种于豚鼠结膜囊内或用无菌滴管吸浓菌液滴眼，经18～24h后观察结果。

② 结果判读：本实验主要用于检测EIEC。在豚鼠角膜结膜炎实验中，如豚鼠产生典型的角膜结膜炎症状，在角膜上皮细胞内可查见EIEC。

（2）肠段结扎法

① 方法：取体质量2 kg左右的健康家兔1只，禁食2天后固定于实验动物手术台上。乙醚麻醉（吸入法）后，以无菌操作的方法剖腹取出小肠，自回盲末端开始结扎肠段6个，每段5cm长。一段作阳性对照（注入7922或7910标准产肠毒素菌培养上清液2mL）；一段作阴性对照（注入*E. coli* K-12W 1485培养上清液2mL）；其余4段注入待测大肠埃希菌的培养上清液2mL。注射完毕后，将小肠送回腹腔内，手术部位连续缝合后，无菌纱布包扎手术部位，经18～24h后观察手术结果。检查各段肠内液体蓄积量。

② 结果判读：本实验用于检测不耐热肠毒素。在肠段结扎法实验中，阴性对照肠段未见肠内有液体，阳性对照肠段内充满液体（可达到1mL/$cm^3$）。实验组以液体储留量与肠段长度之比作为毒素活力指标，一般以实验肠段平均积液量≥1mL/$cm^3$者为待测大肠埃希菌不耐热肠毒素阳性。

【注意事项】

由于SS琼脂中化学成分和生化反应复杂，在SS琼脂上的菌落可使滤纸变成紫红色，故对肠道杆菌进行触酶和氧化酶实验时，应从普通平板或KIA斜面上取菌，方能正确反映实验结果。

【讨论与思考】

1. 简述大肠埃希菌的主要生化反应特征。
2. 引起腹泻的大肠埃希菌有哪几类？

## 二、沙门菌属和志贺菌属

沙门菌属是肠杆菌科的一个重要菌属，为革兰阴性，需氧或兼性厌氧，绝大部分有鞭毛，目前已有2500多种血清型，我国已发现200多种，是最主要的食源性病原菌之一。志贺菌属是人类细菌性痢疾最常见的病原菌，通称痢疾杆菌。根据生化反应与血清学实验该属细菌分为痢疾志贺菌、福氏志贺菌、鲍氏志贺菌和宋内志贺菌四群，我国常见的流行型主要为福氏志贺菌和宋内志贺菌。

【目的】

1. 掌握沙门菌属和志贺菌属细菌的形态、染色特征、生化反应和培养方法。
2. 掌握沙门菌属和志贺菌属细菌的血清学鉴定方法。
3. 掌握肥达实验的原理、操作方法及结果判断。

【主要器材和试剂】

1. 菌种：福氏，鲍氏或宋内志贺菌，伤寒沙门菌，副伤寒沙门菌。

2. 培养基：SS琼脂平板，中国蓝琼脂平板，EMB、MAC、KIA、MIU、硝酸盐培养基。

3. 试剂：氧化酶试剂或氧化酶纸片，3% $H_2O_2$ 溶液，柯氏试剂，甲基红试剂，400g/L KOH，志贺菌诊断血清（包括志贺菌属四种多价血清及福氏、鲍氏或宋内志贺菌单价血清），沙门菌A～F菌体（O）多价和O及H因子血清；伤寒沙门菌O、H诊断菌液，甲、乙型副伤寒沙门菌H诊断菌液，伤寒或副伤寒患者血清或 $H_{901}$、$O_{901}$ 免疫血清。

4. 其他：清洁载玻片，革兰染色液，生理盐水，试管，40孔试管架，1mL吸管，5mL吸管，无菌滴管，洗耳球，37℃或45℃水浴箱等。

**【方法与结果判读】**

1．形态观察

（1）革兰染色：沙门菌属细菌为革兰阴性细长杆菌。志贺菌属细菌为革兰阴性杆菌，散在分布。

（2）鞭毛染色：观察鞭毛染色标本片，镜下可见沙门菌属细菌具有周鞭毛，志贺菌属细菌无鞭毛。

2．菌落观察

（1）沙门菌属

① 方法：将本菌接种在SS及MAC平板上，经35℃孵育18～24h。

② 结果判读：沙门菌属细菌在SS和MAC平板上形成无色、半透明、光滑湿润、凸起的小菌落，产生$H_2S$的菌落可在SS平板上形成中心带黑褐色的小菌落。

（2）志贺菌属

① 方法：将本菌接种在SS和MAC平板上，经37℃孵育18～24h。

② 结果判读：志贺菌属在SS平板和MAC平板上形成无色透明、中等大小的菌落，除宋内志贺菌菌落外均为光滑型菌落。

3．生化反应

（1）氧化酶实验：方法与结果判读同第一章“四、奈瑟菌属和卡他莫拉菌”部分；沙门菌属与志贺菌属细菌氧化酶实验均为阴性。

（2）初步鉴定：挑取志贺菌属和沙门菌属的单个菌落分别接种在KIA、MIU和硝酸盐培养基上，经35℃孵育18～24h，同时做触酶实验。生化特征见表2-1。

**表2-1　志贺菌属和沙门菌属的基本生化特征**

| 细菌名称 | KIA | | | | MIU | | | 氧化酶 | 触酶 | 硝酸盐还原 |
|---|---|---|---|---|---|---|---|---|---|---|
| | 斜面 | 底层 | 产气 | $H_2S$ | 动力 | 吲哚 | 脲酶 | | | |
| 志贺菌 | K | A | －/＋ | － | － | ＋/－ | － | － | ＋ | ＋ |
| 伤寒沙门菌 | K | A | － | ＋/－ | ＋ | － | － | － | ＋ | ＋ |
| 甲型副伤寒菌 | K | A | ＋ | －/＋ | ＋ | － | － | － | ＋ | ＋ |
| 乙型副伤寒菌 | K | A | ＋ | ＋ | ＋ | － | － | － | ＋ | ＋ |

（3）最终鉴定：需做全面生化反应和血清学实验。

4．血清学实验

（1）志贺菌属的分型鉴定

① 方法：凡生化反应符合志贺菌属者均需做血清学鉴定。取一环志贺菌四种多价血清

涂于载玻片一端,再取少许待测菌与之混合,同时在玻片另一端取待测菌与生理盐水混合作对照。若待检菌与志贺菌四种多价血清混合后,数分钟内出现肉眼可见的颗粒状凝集物即为阳性,继续用 A 群、B 群、C 群、D 群最常见的单价血清凝集定种。

② 结果判读:生理盐水对照呈均匀混浊,待检菌与志贺菌四种多价血清混合后,数分钟内会出现肉眼可见的颗粒状凝集物,初步可以鉴定待检菌为志贺菌。若进一步将待检菌与 A 群、B 群、C 群、D 群最常见的单价血清中某一种血清凝集即可鉴定待检菌为某志贺菌。

(2) 沙门菌属的分型鉴定

① 方法:如果生化反应及形态学检查疑为沙门菌,可选用沙门菌的多价诊断血清进行玻片凝集实验。首先选用 A ~ F 组多价"O"诊断血清做玻片凝集实验。在实验时应以生理盐水作对照。血清凝集实验在 5 ~ 10min 内不出现凝集者可确定为阴性。但若生化反应比较典型,应考虑选用 Vi 凝集实验。若凝集,则用无菌生理盐水将菌洗下,制成浓厚的悬液,100℃加热 30min,再与 A ~ F 组多价"O"诊断血清做凝集实验。若与 A ~ F 组多价"O"血清发生凝集,应再与沙门菌单价因子血清分别做玻片凝集实验,以确定该菌株属于哪一组。一般先选用本地区检出率最高菌型的相应血清做玻片凝集实验。若已确定沙门菌种,再用 H 因子血清检查第Ⅰ相抗原,然后检查第Ⅱ相抗原,最后确定该菌种属于哪一型沙门菌。

② 结果判读:生化反应符合沙门菌、玻片凝集实验结果阳性,可初步报告为"分离到 × ×沙门菌",或"分离到 × ×群沙门菌"。

### 5. 肥达实验

① 原理:用已知的伤寒沙门菌 O 及 H 抗原,甲、乙型副伤寒沙门菌的 H 抗原(PA、PB)与肠热症患者血清做定量试管凝集实验,以出现"2 +"凝集的最高血清稀释度为效价,测定相应抗体含量,用以辅助诊断肠热症。

② 方法:为单管稀释法。准备 4 排小试管,每排 7 支并标记,另取中号试管 1 支,加生理盐水 3.8mL 及被检血清 0.2mL,混匀,即为 1 : 20 稀释血清,总量为 4mL。然后取出 2mL 按每管 0.5mL 分别放入各排小试管的第 1 支试管中。再于上述中号试管内加生理盐水 2mL,混匀,此种血清即为 1 : 40 稀释,吸取此稀释度血清 2mL,按每管 0.5mL 分别加到各排小试管的第 2 支试管中。以此类推连续稀释到各排小试管的第 6 支试管为止,第 7 支小试管只加入 0.5mL 生理盐水作阴性对照,然后按表 2-2 操作。振荡片刻,置于 45℃水浴箱中 2h 或 37℃水浴箱 4h,取出置室温或放冰箱中过夜,次日观察并记录结果。

**表 2-2 血清学实验(肥达实验)方法** mL

| 抗原 | 实验管(每管 0.5mL 稀释血清) | | | | | | 对照管 |
|---|---|---|---|---|---|---|---|
| | 1 : 20 | 1 : 40 | 1 : 80 | 1 : 160 | 1 : 320 | 1 : 640 | 生理盐水 |
| O 抗原 | 0.5 | 0.5 | 0.5 | 0.5 | 0.5 | 0.5 | 0.5 |
| H 抗原 | 0.5 | 0.5 | 0.5 | 0.5 | 0.5 | 0.5 | 0.5 |
| PA 抗原 | 0.5 | 0.5 | 0.5 | 0.5 | 0.5 | 0.5 | 0.5 |
| PB 抗原 | 0.5 | 0.5 | 0.5 | 0.5 | 0.5 | 0.5 | 0.5 |
| 血清最终稀释度 | 1 : 40 | 1 : 80 | 1 : 160 | 1 : 320 | 1 : 640 | 1 : 1280 | — |

③ 结果判读：对照管应无凝集反应，其他各试管凝集情况根据液体透明度和凝集块多少，以 4 +、3 +、2 +、+、- 符号记录。

4 +：上清液完全澄清，细菌凝集块全部沉于管底。

3 +：上清液澄清度达 75%，大部分细菌凝集成块沉于管底。

2 +：上清液澄清度达 50%，约 50% 细菌凝集成块沉于管底。

+：上清液体混浊，管底仅有少部分细菌凝集成块，上清液澄清度仅有 25%。

-：液体均匀混浊，无凝集块。

以呈现 2 + 凝集现象的血清最高稀释倍数作为该血清的凝集效价。一般认为，伤寒沙门菌 O 抗体凝集效价在 1∶80 以上，H 抗体在 1∶160 以上，甲、乙、丙型副伤寒沙门菌凝集效价在 1∶80 以上才有诊断意义。

**【注意事项】**

1. 加入诊断菌液时，由对照管开始往前，每管各加 0.5mL。
2. 观察结果时不要振荡试管，先观察，必要时再轻摇试管使凝块从管底升起，最后按液体的清浊、凝块的大小进行记录，对照管（不凝集）与实验管同时对着光线往暗处看液体透明度和凝集块。
3. “H”凝集呈絮状，以疏松的大团铺于管底，轻摇试管即能荡起，而且极易散开。
4. “O”凝集呈颗粒状，以坚实凝片沉于管底，轻摇试管不易荡起，且不易散开。

**【讨论与思考】**

1. 何为肥达反应？
2. 简述伤寒沙门菌的主要生化特征。
3. 简述志贺菌的主要生化特征。
4. 如何鉴别志贺菌与 EITC？

## 三、克雷伯菌属、肠杆菌属、枸橼酸杆菌属和沙雷菌属

克雷伯菌属、肠杆菌属、枸橼酸菌属和沙雷菌属的细菌均是条件致病菌。克雷伯菌属在临床感染中以肺炎克雷伯菌最为多见。肠杆菌属细菌是肠道正常菌群的成员，与埃希菌属的主要区别在于肠杆菌属细菌的 IMViC 实验结果多为“--++”。枸橼酸杆菌属细菌也是肠道的正常菌群，能引起腹泻和肠道外感染，如菌血症、脑膜炎和脑脓肿等。沙雷菌属中与医学有关的是黏质沙雷菌和液化沙雷菌。

【目的】

1. 掌握克雷伯菌属、肠杆菌属、枸橼酸杆菌属和沙雷菌属细菌的形态与染色特点。

2. 熟悉克雷伯菌属、肠杆菌属、枸橼酸杆菌属和沙雷菌属细菌的培养方法、生化反应特性及鉴定意义。

【主要器材和试剂】

1. 菌种:肺炎克雷伯菌、产气肠杆菌、弗劳地枸橼酸杆菌,黏质沙雷菌。

2. 培养基:血平板,MAC、SS 或中国蓝琼脂平板,KIA,MIU,葡萄糖蛋白胨水(供甲基红实验和 VP 实验用),柠檬酸盐琼脂斜面或微量管,苯丙氨酸培养基,侧金盏花醇微量管。

3. 试剂:革兰染色液,荚膜染色液,柯氏试剂,甲基红试剂,400g/L KOH 溶液。

4. 其他:生理盐水等。

【方法与结果判读】

1. 形态观察

(1) 革兰染色:均为无芽胞革兰阴性杆菌,其中肺炎克雷伯菌为卵圆形或球杆状细菌,常成双排列,有荚膜;肠杆菌属细菌为革兰染色阴性、短而粗的杆菌;枸橼酸杆菌单个或成双排列,无荚膜;沙雷菌属细菌为短小杆菌,也有呈球杆状或 5 ~6 个相连,无荚膜。

(2) 荚膜染色:肺炎克雷伯菌的菌体呈卵圆形或球杆状,常成双排列,菌体外绕以明显的荚膜,常较菌体宽 2 ~3 倍。沙雷菌属除臭味沙雷菌有微荚膜外均无荚膜。

(3) 荚膜肿胀实验

① 方法:本实验可观察被检菌的形态结构。取经 37℃孵育 18 ~24h 的培养物 2 滴加于载玻片上,再加墨汁或美蓝 1 滴、抗血清 1 接种环,混合后加盖玻片,于油镜下观察。

② 结果判读:阳性者在菌体周围出现较大的空白圈,同时做不加抗血清的对照加以比较。

2. 菌落观察

将四种细菌分别接种在血平板、MAC 或中国蓝琼脂平板上,37℃孵育 18 ~24h,观察结果。① 肺炎克雷伯菌在血琼脂平板上形成圆形、凸起、灰白色、不溶血、光亮的大菌落,相邻菌落易于融合,黏液状,若用接种针蘸取可呈长丝状拽起。在麦康凯琼脂平板上形成乳糖发酵产酸的菌落,即红色、较大、混浊、凸起的黏液型菌落,较大肠埃希菌大。② 产气肠杆菌在血琼脂平板上形成大而湿润、灰白色、黏液状、不溶血的菌落,若培养时间稍长,则在菌落上可见到小气泡,半透明或不透明。在麦康凯琼脂平板上形成大而湿润、红色黏液状、凸起的菌落,培养时间稍长可有小气泡出现。若培养在中国蓝琼脂平板上,本菌为大而湿润、蓝色的菌落。③ 枸橼酸杆菌在 SS 和 MAC 平板上呈乳糖发酵型菌落。④ 沙雷菌营养要求不高,在普通琼脂培养基上即可生长。在血平板上形成光滑、湿润、圆形、中心呈颗粒状的菌落，大多数不透明，有些呈白色、粉色、红色。色素产生在室温下明显，而35℃产生不良。

### 3. 生化反应

首先用形态、葡萄糖氧化或发酵实验、氧化酶实验、触酶实验等鉴定到肠杆菌科，再将细菌分别接种于苯丙氨酸脱氨酶微量管、葡萄糖蛋白胨水（VP 实验用）、MIU、KIA、柠檬酸盐和侧金盏花醇微量管中，经35℃孵育18～24h后观察结果（表2-3）。

**表 2-3　肺炎克雷伯菌、产气肠杆菌、弗劳地枸橼酸杆菌及黏质沙雷菌的生化反应**

| 细菌名称 | 鸟氨酸脱羧酶 | KIA | | | | MIU | | | 柠檬酸盐 | 苯丙氨酸酶 | VP |
|---|---|---|---|---|---|---|---|---|---|---|---|
| | | 乳糖 | 葡萄糖 | 产气 | $H_2S$ | 动力 | 吲哚 | 脲酶 | | | |
| 肺炎克雷伯菌 | K | A | A | + | − | − | − | + | + | − | + |
| 产气肠杆菌 | K | K | A | + | − | + | − | − | + | − | + |
| 弗劳地枸橼酸杆菌 | K | A | A | + | + | + | −/+ | − | + | − | + |
| 黏质沙雷菌 | (A) | K | A | +/− | − | + | − | −/+ | + | − | + |

（1）克雷伯菌属的鉴定：与邻近菌属的鉴别主要靠动力（MIU）及鸟氨酸脱羧酶实验。

（2）肠杆菌属初步鉴定：IMViC“－ － ＋ ＋”，动力及鸟氨酸脱羧酶实验均为阳性。其中种鉴定的氨基酸脱酸酶实验的价值较大，另可做山梨醇发酵实验、脲酶实验及产色素实验。

（3）枸橼酸杆菌属的鉴定

1）氧化酶和触酶实验：符合肠杆菌科和枸橼酸杆菌细菌的基本特性。氧化酶阴性，触酶阳性。

2）基本生化反应特性：将枸橼酸杆菌属细菌接种于葡萄糖发酵管、硝酸盐实验管、KIA 培养基上，可见葡萄糖发酵产酸产气、还原硝酸盐，KIA 结果：AA＋$H_2S$（－）或 KA＋$H_2S$（－）。

（4）沙雷菌属的鉴定：各菌株均能产生非水溶性的灵菌红素和水溶性的吡羧酸两种色素。在临床上多见的有黏质沙雷菌和液化沙雷菌，此两种菌可用阿拉伯糖与木糖进行鉴别。黏质沙雷菌不发酵阿拉伯糖和木糖，而液化沙雷菌发酵阿拉伯糖和木糖。

## 【注意事项】

肠杆菌科细菌种类较多，鉴定本科待检菌时应按科-属-种的次序进行。

## 【讨论与思考】

简述克雷伯菌属、肠杆菌属与沙雷菌属的鉴别要点。

# 四、变形杆菌属和摩根菌属

变形杆菌属和摩根菌属均是苯丙氨酸脱氨酶阳性的细菌，属于肠道的正常菌群。变形杆菌属包括普通变形杆菌、奇异变形杆菌、产粘变形杆菌和潘氏变形杆菌等主要4个种。摩根菌属只有摩氏摩根菌一个种，近年来又新增加一个生物群。本属细菌是引起院内感染的常见机会菌。

## 【目的】

1. 掌握变形杆菌属细菌的形态结构、培养方法、生化反应等特点及鉴定依据。
2. 熟悉摩根菌属细菌的形态结构、染色特点、培养方法、生化反应特点及鉴定依据。

## 【主要器材和试剂】

1. 菌种：普通变形杆菌，奇异变形杆菌，产黏变形杆菌和摩氏摩根菌。
2. 培养基：MIU，KIA，营养琼脂平板，SS琼脂平板或麦康凯琼脂平板，鸟氨酸微量管，柠檬酸盐斜面培养基，苯丙氨酸微量管。
3. 试剂：酚红指示剂，柯氏试剂。
4. 其他：生理盐水等。

## 【方法与结果判读】

### 1. 形态观察

（1）革兰染色：普通变形杆菌为革兰阴性杆菌，两端钝圆，有明显的多形性，在一定条件下可形成球杆状或丝状；无芽胞和荚膜。摩氏摩根菌的形态与变形杆菌类似。

（2）鞭毛染色：普通变形杆菌为周身鞭毛，而摩氏摩根菌在30℃以上不长鞭毛。

### 2. 菌落观察

① 方法：将普通变形杆菌和摩氏摩根菌接种在营养琼脂平板和SS琼脂平板上，经37℃培养18～24h后观察菌落形态。

② 结果判读：普通变形杆菌在营养琼脂平板上呈波纹状迁徙生长现象，而在SS琼脂平板上形成无色圆形的中等大小的乳糖不发酵型菌落，通常为中心灰褐色的菌落；摩氏摩根菌在营养琼脂平板和SS琼脂培养基上生长，无迁徙生长现象。

3. 生化反应

挑取SS琼脂上的可疑菌落分别接种在KIA、MIU及苯丙氨酸微量管、鸟氨酸微量管中，结合菌落特征、染色、氧化酶阴性等结果，可将细菌鉴别到种，其结果见表2-4。

**表2-4　变形杆菌属及摩根菌属的种间鉴别**

| 细菌名称 | KIA | | | | MIU | | | 苯丙氨酸脱氨酶 | 鸟氨酸脱羧酶 |
|---|---|---|---|---|---|---|---|---|---|
| | 斜面 | 底层 | 产气 | $H_2S$ | 动力 | 吲哚 | 脲酶 | | |
| 普通变形杆菌 | K | A | + | + | + | + | + | + | − |
| 奇异变形杆菌 | K | A | + | + | + | − | + | + | + |
| 产黏变形杆菌 | K | A | + | +(3天) | + | − | + | + | − |
| 摩氏摩根菌 | K | A | d | − | − | − | − | + | + |

注：K表示碱性；A表示酸性；+表示90%以上菌株阳性；d表示不定；3天表示3天后阳性。

**【注意事项】**

本实验用到的三种变形杆菌（普通变形杆菌、奇异变形杆菌和产黏变形杆菌）其形态特征和菌落形态高度相似，应基于生化特征的差异注意其种间的差异。

**【讨论与思考】**

简述变形杆菌属和摩根菌属的鉴别要点。

## 五、小肠结肠炎耶尔森菌

小肠结肠炎耶尔森菌是肠杆菌科耶尔森菌属中的一个种，为革兰阴性小杆菌，是肠道致病菌之一。目前，在许多国家和地区的临床和非临床标本中均分离到本菌，其天然寄居在多种动物体内，通过污染的食物和水，经粪口途径或接触染疫动物而感染。

**【目的】**

熟悉小肠结肠炎耶尔森菌的形态结构、染色特性、生化反应及动力温度实验。

**【主要器材和试剂】**

1. 菌种：小肠结肠炎耶尔森菌。
2. 培养基：MAC、KIA、MIU培养基，半固体培养基，葡萄糖蛋白胨水，鸟氨酸微量管。
3. 试剂：氧化酶试剂或氧化酶纸片。

4. 其他:25℃和37℃孵箱,革兰染液,载玻片,生理盐水等。

【方法与结果判读】

1. 形态观察

呈革兰阴性短小杆菌,偶有两极浓染。

2. 菌落观察

① 方法:将本菌接种在MAC上,经过25℃孵育24h后观察菌落形态。
② 结果判读:形成圆形、扁平、无色半透明的较小菌落。

3. 生化反应

将本菌接种在KIA、MIU、葡萄糖蛋白胨水培养基及鸟氨酸微量管中,经37℃和25℃孵育18~24h后,同时做氧化酶和触酶实验,结果见表2-5。

表2-5 小肠结肠炎耶尔森菌的生化反应

| KIA | | | | MIU | | | 鸟氨酸脱羧酶 | 触酶 | 氧化酶 | VP |
|---|---|---|---|---|---|---|---|---|---|---|
| 斜面 | 底层 | 产气 | $H_2S$ | 动力 | 吲哚 | 脲酶 | | | | |
| K | A | - | - | +(25℃)<br>-(37℃) | -/+ | + | + | + | - | +(25℃)<br>-(37℃) |

4. 动力温度实验

① 方法:由于本菌在不同温度下产生的动力不同,可将细菌接种在2支半固体培养基上,分别经25℃和37℃孵育后观察。亦可用悬滴法或压滴法检查动力。
② 结果判读:本菌经25℃孵育18~24h后,显示动力实验阳性,而37℃孵育18~24h后动力实验阴性。

【注意事项】

由于小肠结肠炎耶尔森菌在25℃和37℃培养下生化特征及动力实验有很大差异,因此进行本实验时一定要确保培养箱的温度准确。

【讨论与思考】

简述小肠结肠炎耶尔森菌的鉴定要点。

(杜　鸿)

# 第三章　弧菌属、弯曲菌属和螺杆菌属

## 一、弧菌属

弧菌属的细菌是一类氧化酶阳性、能发酵葡萄糖、对弧菌抑制剂 O/129 敏感、革兰阴性的细菌，钠离子能够刺激其生长，此属细菌对营养要求不高，主要引起肠道感染。霍乱弧菌是烈性肠道传染病霍乱的病原菌，为革兰阴性弧菌，菌体一端有单鞭毛，运动活泼，营养要求不高。增菌培养基常用 pH8.4～8.6 的碱性蛋白胨水，选择性培养基常用 TCBS 琼脂、庆大霉素琼脂及 4 号琼脂。目前，根据 O 抗原的不同霍乱弧菌可分成 155 个血清型，其中 O1 群和 O139 群引起霍乱，O2～O138 血清群引起人类胃肠炎。根据生物学特性的不同，将 O1 群分为古典生物型和 El-Tor 生物型，这两个生物型血清型相同。El-Tor 生物型是具有溶血性的生物型。副溶血性弧菌是革兰阴性弧菌，运动活泼，具有嗜盐性，营养要求不高。绝大部分菌株在含高盐甘露醇的兔血或人 O 型血的琼脂平板上产生 $\beta$ 溶血（神奈川现象）。弧菌存在于近海的海水、海底的沉淀物、鱼虾类和贝壳及盐渍加工的海产品中，人食用未煮熟的海产品或污染该菌的盐渍食物而感染，引起食物中毒和急性腹泻。

**【目的】**

1. 掌握弧菌的形态、培养方法，在常用培养基上的生长表现、生化反应及鉴定依据。
2. 熟悉弧菌的鉴定实验及快速诊断方法，了解弧菌的常用培养基及制备方法。

**【主要试剂、器材和动物】**

1. 菌种：不凝集弧菌，副溶血性弧菌。
2. 培养基：碱性蛋白胨水，碱性琼脂平板，4 号琼脂或 TCBS 平板，SS 琼脂平板，KIA，MIU 培养基，含盐（0，35，70，100g/L NaCl）蛋白胨水，我妻氏血琼脂培养基。
3. 试剂：3% $H_2O_2$溶液，氧化酶试剂，吲哚试剂，400g/L KOH，5g/L 去氧胆酸钠水溶液，浓硫酸，生理盐水。
4. 其他：霍乱弧菌，副溶血性弧菌革兰染色形态示教片。

【方法与结果判读】

1. 形态观察

观察霍乱弧菌的形态示教片,其形态呈弧形或逗点状,排列似“鱼群”样,染色为革兰阴性。副溶血性弧菌的形态呈弧形、棒状、卵圆形等多形态性,排列不规则,散在或成对,染色为革兰阴性,压滴法观察动力为穿梭样运动。

2. 菌落观察

霍乱弧菌在碱性蛋白胨水中呈均匀混浊,有时在液体表面生成菲薄菌膜;在碱性琼脂平板上可形成较大、圆而扁平或稍凸起、无色透明或半透明似水滴及淡蓝灰色的菌落,菌落表面光滑或有微细颗粒。因分解蔗糖产酸,在硫代硫酸钠-枸橼酸盐-胆盐-蔗糖琼脂平板(TCBS)上菌落及周围呈黄色。因能还原亚硫酸钾,在4号琼脂平板上菌落中心呈褐色。

副溶血弧菌在副溶血性弧菌选择平板上菌落大小为1~2mm,形态稍凸起、混浊、湿润、绿色、中心较深色、无粘性,在TCBS平板上因不发酵蔗糖,菌落未变黄色。

3. 生化反应

(1) 霍乱弧菌在KIA及MIU培养基中,经35℃孵育18~24h的结果见表3-1。

表3-1 霍乱弧菌的生化反应

| KIA | | | | MIU | | | 其他 | |
|---|---|---|---|---|---|---|---|---|
| 斜面 | 底层 | 产气 | $H_2S$ | 动力 | 吲哚 | 脲酶 | 氧化酶 | 粘丝实验 |
| K | A | - | - | + | + | - | + | + |

(2) 粘丝实验

① 方法:将5g/L去氧胆酸钠水溶液和霍乱弧菌的菌落混匀制成浓厚悬液。

② 结果判读:悬液1min内由混浊变清,并变得黏稠,用接种环挑取时可以拉出丝来,为阳性。霍乱弧菌古典生物型和El-Tor生物型均呈阳性反应。

(3) 霍乱红实验

① 原理:霍乱弧菌含有色氨酸酶能分解色氨酸产生吲哚,同时也能还原硝酸盐为亚硝酸盐,亚硝酸盐与吲哚结合生成亚硝基吲哚,滴加浓硫酸后立即出现玫瑰红色,称霍乱红实验阳性。

② 方法:将细菌接种于碱性蛋白胨水中,35℃孵育18~24h。

③ 结果判读:培养基中加入浓硫酸,混合后呈红色者为阳性反应。霍乱弧菌为霍乱红实验阳性,但其他非致病性弧菌也可呈阳性,故特异性不强。

### 4. 霍乱弧菌的分型实验

（1）血清学实验（玻片凝集实验）

① 方法：用记号笔将玻片划分为左右两区，左边滴加抗霍乱多价免疫血清 1 滴，右边加生理盐水 1 滴，作为对照，用接种环挑取待测霍乱弧菌菌落少许，加于右侧生理盐水中混匀；用灭菌接种环取霍乱弧菌加于霍乱多价免疫血清中，混匀，2 ~ 3min 后观察是否出现凝集现象。

② 结果判读：实验侧出现凝集，盐水对照侧不出现凝集为阳性，两侧均不出现凝集为阴性。

（2）菌体分型实验

① 方法：取被检菌 2h 肉汤培养物，用接种环分别均匀涂于 2 个普通琼脂平板上，待干后，一个平板滴加 5 个分型噬菌体（$VP_1$ ~ $VP_5$）原液（$10^9$/mL），另一个滴加 5 个分型噬菌体（$VP_1$ ~ $VP_5$）稀释液（$10^6$/mL），待干后培养 5h，记录初步结果，20h 后观察最后结果。

② 结果判读：全裂解、大部分裂解、半裂解、不透明裂解、弱裂解和有不同量的噬菌斑者均为阳性。可疑和不裂解者为阴性。

第Ⅳ组霍乱菌体常规稀释液（$10^6$/mL）一般仅裂解古典生物型，而不裂解 El-Tor 生物型。原液（$10^9$/mL）对两型均能裂解。

（3）溶血实验

① 方法：取被检菌 24h 肉汤培养物 1mL，加入 1% 绵羊红细胞盐水悬液混匀后，置 37℃ 水浴 2h。初步观察结果，有无溶血现象，再放冰箱过夜观察最后结果。

② 结果判读：如有 50% 红细胞被溶解者为溶血实验阳性。El-Tor 生物型大多数为阳性，古典生物型为阴性。

### 5. 副溶血弧菌的鉴定

（1）副溶血弧菌在 KIA 及 MIU 培养基中的结果见表 3-2。

**表 3-2　副溶血弧菌的生化反应**

| KIA | | | | MIU | | |
|---|---|---|---|---|---|---|
| 斜面 | 底层 | 产气 | $H_2S$ | 动力 | 吲哚 | 脲酶 |
| K | A | – | – | + | + | – |

（2）嗜盐实验

① 方法：副溶血弧菌分别接种于 0，35，70，100g/L 的 NaCl 肉汤培养基中，在 35℃ 下孵育 18 ~ 24h 后观察结果。

② 结果判读：副溶血弧菌在有盐肉汤中生长，在无盐肉汤和 100g/L NaCl 中不生长。

（3）Kanagawa 神奈川现象实验

① 方法：用接种环刮取少量新鲜斜面培养物，接种于我妻氏血琼脂平板中央（每个平板只能接种一个菌株，烘干平板表面防止细菌蔓延生长），并用接种环涂成直径约 1cm 的圆

圈,置35℃孵育24～48h后观察结果。

② 结果判读:Kanagawa现象阳性者,在涂菌的周围可见到溶血环。

【注意事项】

1. 霍乱弧菌培养中,如为急性期病例的粪便标本增菌后,必须在6～8h内移种至平板,有的在接种后4h已呈轻度混浊。涂片染色和动力观察证明已有弧菌生长时,可进行制动实验,并进一步移种平板做第二次增菌。挑取可疑菌落的一半做涂片、动力观察,另一半菌落做移种纯培养用。

2. 副溶血弧菌食物中毒时,首先考虑采集患者的粪便做检验,其次为可疑食物。本菌对酸敏感,故一般不宜采集患者呕吐物做检验。

【讨论与思考】

请简要说明霍乱弧菌的微生物学检查方法。

## 二、空肠弯曲菌

弯曲菌属细菌是一类呈逗点状或"S"形的革兰阴性杆菌,广泛分布于动物界,运动活泼。培养温度取决于所要分离的菌株,通常大多数实验室用42℃作为初始分离温度。该菌属最适生长环境为5% $O_2$、10% $CO_2$、85% $N_2$,营养要求高;氧化酶、触酶实验阳性,可还原硝酸盐为亚硝酸盐,不分解、不发酵各种糖类,不分解尿素。主要通过食物和水经口传播引起弯曲菌肠炎,对人致病的有空肠弯曲菌、大肠弯曲菌、胎儿弯曲菌等,其中空肠弯曲菌是腹泻的常见病原菌。

【目的】

1. 掌握空肠弯曲菌的形态结构、染色特性和培养特性。

2. 熟悉空肠弯曲菌的生化反应及鉴定实验。

【主要试剂、器材和动物】

1. 菌种:空肠弯曲菌。

2. 培养基:Skirrow弯曲菌培养基,改良Campy-BAP琼脂,甘氨酸培养基,快速尿素酶培养基,35g/L NaCl肉汤。

3. 试剂:氧化酶试剂,3% $H_2O_2$溶液,茚三酮试剂。

4. 其他:醋酸吲哚酚纸条。

## 【方法与结果判读】

### 1. 形态观察

取培养物涂片，革兰染色镜下观察：该菌为革兰阴性细小杆菌，菌体呈“S”形、逗点状或“海鸥展翅”形，有的呈螺旋形。悬滴法观察动力，运动活泼呈投镖样的螺旋运动。

### 2. 菌落观察

① 方法：空肠弯曲菌接种于 Skirrow 弯曲菌琼脂平板或改良的 Campy-BAP 琼脂上，置 5% $O_2$、85% $N_2$、10% $CO_2$气体环境中，42℃孵育 24 ~48h。

② 结果判读：菌落扁平灰白湿润、边缘不整齐，沿接种线扩散生长，有的呈圆形、凸起、半透明、有光泽似针尖状的细小菌落。

### 3. 生化反应

（1）取菌做氧化酶、触酶实验，并接种在 KIA、醋酸吲哚酚纸条和 10g/L 甘氨酸上，42℃孵育 48h 后观察 $H_2S$ 的产生，同时分别置 15g/L NaCl 培养基及 25℃与 42℃环境中做生长实验。各实验的生化反应见表 3-3。

表 3-3 空肠弯曲菌生化反应

| 氧化酶 | 触酶 | $H_2S$ 产生 | | | 生长实验 | | |
|---|---|---|---|---|---|---|---|
| | | KIA | 醋酸吲哚酚纸条 | 10g/L 甘氨酸 | 15g/L NaCl | 25℃生长 | 42℃生长 |
| + | + | - | + | + | - | - | + |

（2）马尿酸钠水解实验

① 方法：取 10g/L 马尿酸钠水溶液 4mL 制成 $10^5$/mL 的细菌悬液，置微需氧条件下，经 35℃反应 2h，离心后取上清液，加入茚三酮试剂 0. 1mL。

② 结果判读：呈紫色为阳性，无色或淡蓝色为阴性。

## 【注意事项】

分离得到的弯曲菌标本应立即接种，避免暴露在空气、热或干燥环境中，如不立即接种应放在冰箱或保存于运送培养基中。培养时应放在 4% ~8% $O_2$ 和 5% ~10% $CO_2$环境中生长，细菌生长最适温度与弯曲菌种有关，如嗜热组弯曲菌最适生长温度为 42 ~43℃，所以置 43℃孵育 24 ~48h 容易分离到空肠弯曲菌。

## 【讨论与思考】

空肠弯曲菌腹泻有何特点？

# 三、幽门螺杆菌

螺杆菌属细菌是一群氧化酶和触酶阳性、微需氧、37℃能够生长，在25℃和42℃均不能生长的革兰阴性弯曲菌，最为常见的是幽门螺杆菌。该菌具有典型的弯曲菌形态，运动活泼，微需氧，营养要求高，需在常用培养基(布氏琼脂、哥伦比亚琼脂)中补充一些特殊物质如血液、血清等。生化反应不活泼，不分解任何糖类，脲酶强阳性，是检测幽门螺杆菌的快速诊断方法之一。该菌与萎缩性胃炎，胃、十二指肠溃疡和胃癌等疾病相关。

**【目的】**

1. 掌握幽门螺杆菌(HP)的形态染色特点及培养特性。
2. 熟悉幽门螺杆菌的快速生化鉴定实验。

**【主要试剂、器材和动物】**

1. 菌种：幽门螺杆菌。
2. 培养基：Skirrow 血琼脂平板，KIA 培养基，硝酸盐琼脂斜面，尿素肉汤或尿素琼脂，快速脲酶培养基，甘氨酸与 NaCl 培养基。
3. 试剂：3% $H_2O_2$溶液，氧化酶试剂，脲酶试剂，胶囊纱球。
4. 其他：醋酸铅纸条。

**【方法与结果判读】**

## 1. 形态观察

涂片革兰染色，镜检为革兰阴性细长弯曲的螺杆菌，有时呈弧形或“S”形，陈旧培养物可呈球形，菌体的一端有2~6根鞭毛。

## 2. 菌落观察

将幽门螺杆菌接种于 Skirrow 血琼脂平板，置37℃培养3~4天，可形成0.5~1mm、无色或灰色、透明或半透明、边缘整齐凸起、有轻度$\beta$溶血的菌落。

## 3. 生化反应

(1) 取菌落做氧化酶实验、触酶实验、脲酶实验，并接种于 KIA、硝酸盐和尿素培养基上，醋酸铅纸条观察 $H_2S$ 的产生；接种于10g/L 甘氨酸和35g/L NaCl 培养基上，经25℃和42℃孵育做生长实验。各生化反应管均在37℃下孵育3~4天，结果见表3-4。

表 3-4 幽门螺杆菌的生化反应

| 氧化酶 | 触酶 | 脲酶 | $H_2S$ 产生 | 生长实验 | | | |
|---|---|---|---|---|---|---|---|
| | | | KIA | 10g/L 甘氨酸 | 35g/L NaCl | 25℃ | 42℃ |
| + | + | + | − | + | − | − | + |

（2）脲酶实验

① 方法：取待检菌一满环接种于尿素肉汤或尿素琼脂表面，划线接种，置35℃孵育18～24h。

② 结果判读：若水解尿素，培养基呈现红色反应；未水解尿素者培养基为黄色。1～2h出现红色反应，说明迅速水解尿素；24h 内呈红色反应者为阳性。幽门螺杆菌为强阳性。

（3）快速脲酶实验

① 方法：取微量反应板一块，每孔加入脲酶试剂 50μL，将胃活检标本或从胃中拉出的纱球或幽门螺杆菌菌落加入孔内，用透明胶带将孔口封闭，置 37℃孵育，观察试剂颜色发生变化的时间。

② 结果判读：24h 内若由正常的淡黄色变为粉红色，即为阳性，表示有幽门螺杆菌感染；若无变化则为阴性。

**【注意事项】**

分离幽门螺杆菌通常用纤维胃镜采集十二指肠球部、胃窦部和胃小弯处等多个部位的活检标本，每处采两份。一份立即用磷酸盐甲醛液固定，送病理室做病理学检查，另一份做临床细菌学检验及快速诊断法检验。标本应立即送检，如不能立即送检可放置 4℃冰箱内保存，但也务必在 4h 内进行检验。

**【讨论与思考】**

请简要说明幽门螺杆菌的诊断方法。

（王 华）

# 第四章　非发酵和其他革兰阴性杆菌

## 一、假单胞菌属

假单胞菌属为需氧、有鞭毛、无芽胞、无荚膜的革兰阴性杆菌，氧化酶实验阳性，包括200余种菌。临床标本可分离到的假单胞菌主要包括铜绿假单胞菌、荧光假单胞菌、恶臭假单胞菌、斯氏假单胞菌、曼多辛假单胞菌、产碱假单胞菌、假产碱假单胞菌、浅黄假单胞菌和稻皮假单胞菌等，其中铜绿假单胞菌是假单胞菌属的模式菌，也是临床最常见最重要的假单胞菌。

**【目的】**

1. 掌握铜绿假单胞菌的形态、染色、培养特性和菌落特征。
2. 熟悉铜绿假单胞菌的主要生化反应。

**【主要试剂、器材和动物】**

1. 菌种：铜绿假单胞菌。
2. 培养基：普通平板，血平板，SS琼脂平板，麦康凯平板，KIA、MIU、O/F培养基（葡萄糖、麦芽糖、木糖），硝酸盐培养基，精氨酸双水解培养基，柠檬酸盐培养基，赖氨酸脱羧酶培养基，肉汤培养基等。
3. 试剂：1%盐酸二甲基对苯二胺（氧化酶试剂），硝酸盐还原试剂，吲哚试剂，生理盐水，革兰染色液，鞭毛染色液A液及B液等。
4. 其他：显微镜，孵育箱，小试管，载玻片，盖玻片，接种针，接种环，酒精灯，火柴等。

**【方法与结果判读】**

1. 形态观察

（1）革兰染色：显微镜下检查，为革兰阴性杆菌，菌体长短不一，有时呈球杆状或丝状，常呈多形性,成双或短链排列。

(2) 鞭毛染色(镀银染色法)

① 原理:细菌的鞭毛极细,直径一般为 10 ~ 20nm,只有用电子显微镜才能观察到。但是,如采用特殊的染色法,则在普通光学显微镜下也能看到它。鞭毛染色方法很多,但其基本原理相同,即在染色前先用媒染剂处理,让它沉积在鞭毛上,使鞭毛直径加粗,然后再进行染色。

② 方法

菌液的制备及制片:用接种环挑取待检菌移至盛有 1 ~ 2mL 无菌水的试管中,使菌液呈轻度混浊。将该试管放在 37℃ 恒温箱中静置 10min(放置时间不宜太长,否则鞭毛会脱落),让幼龄菌的鞭毛松展开。然后,吸取少量菌液滴在洁净玻片的一端,立即将玻片倾斜,使菌液缓慢地流向另一端,用吸水纸吸去多余的菌液。涂片放空气中自然干燥。

染色:滴加 A 液,染色 4 ~ 6min,用蒸馏水充分洗净 A 液。用 B 液冲去残水,再加 B 液于玻片上,在酒精灯火焰上加热至冒气,约维持 0.5 ~ 1min(加热时应随时补充蒸发掉的染料,不可使玻片出现干涸区)。用蒸馏水洗,自然干燥。

③ 结果判读:菌体与鞭毛均呈棕色,且菌体的颜色比鞭毛深,菌体呈深褐色,鞭毛呈浅褐色。菌体一端有 1 ~ 3 根棕褐色鞭毛(不超过 3 根)。

### 2. 菌落观察

① 方法:取细菌划线接种于普通平板、血平板、SS 平板、麦康凯平板上,35℃ 培养 18 ~ 24h,观察平板上菌落特征及色素等。

② 结果判读:普通平板上形成圆形、大小不一、边缘不整齐、扁平、光滑、湿润而常呈融合状态的菌落,琼脂被染成蓝绿色或黄绿色。血平板上形成大而扁平、湿润、有金属光泽、有生姜味的灰绿色或蓝绿色菌落,菌落周围有透明溶血环。SS 平板上形成类似沙门菌的乳糖不发酵菌落,较混浊,48h 后菌落中央也呈绿色。麦康凯平板上可形成微小、半透明的菌落,48h 后菌落中央常呈棕绿色。

### 3. 生化反应

(1) 氧化酶实验

方法与结果判读见第一章“四、奈瑟菌属与卡他莫拉菌”部分;铜绿假单胞菌氧化酶实验呈阳性。

(2) 氧化发酵(O/F)实验

① 原理:在有氧和相对无氧的情况下测定细菌对糖类(葡萄糖、麦芽糖、木糖等)的代谢情况,进而确定细菌的代谢类型。细菌有三种代谢类型:能在有氧的情况下分解糖的为氧化型;能进行无氧降解的为发酵型,发酵型细菌无论在有氧或无氧环境中都能分解糖;在有氧和无氧情况下均不分解糖的为产碱型。

② 方法:取两支含糖培养管,置沸水中,以驱逐培养基中的氧气。冷却后,两支均接种待检菌,一管加灭菌石蜡油或凡士林于培养基上层以隔绝空气,验证待检菌的发酵特征;另

一管不加石蜡油，验证待测菌的氧化特征。两支试管均置35℃孵箱培养24～48h。

③ 结果判读：加石蜡油管颜色不变而不加石蜡油管颜色变黄，表明待检菌为氧化型；两管颜色均变黄为发酵型；两管颜色均不改变为产碱型。

该实验主要用于鉴别革兰阴性杆菌，对葡萄糖的O/F实验，肠杆菌科细菌均为发酵型，而非发酵菌均为氧化型或产碱型，葡萄球菌为发酵型而微球菌为氧化型，铜绿假单胞菌为氧化型。

（3）其他生化反应

① 方法：将待检菌分别以液体、半固体培养基接种方法接种至相应的生化反应鉴定培养基上，35℃培养18～24h，观察结果。

② 结果判读：铜绿假单胞菌的最后鉴定主要根据生化反应特征（表4-1）。

**表4-1　铜绿假单胞菌的主要生化反应结果**

| 细菌 | KIA | | | | MIU | | | O/F | | 氧化酶 | 柠檬酸盐 | 精氨酸双水解酶 | 硝酸盐产氮 | 赖氨酸 | 色素 |
|---|---|---|---|---|---|---|---|---|---|---|---|---|---|---|---|
| | 底层 | 斜面 | 产气 | $H_2S$ | 动力 | 吲哚 | 尿素酶 | 葡萄糖 | 麦芽糖 | 木糖 | | | | | |
| 铜绿假单胞菌 | － | － | － | － | + | － | +/－ | O | － | O | + | + | + | + | － | + |

注：O表示氧化型。

## 【注意事项】

1．单胞菌属的鉴定特征是：革兰阴性杆菌，动力实验阳性；氧化酶阳性（恶臭假单胞菌和稻皮单胞菌氧化酶实验阴性），触酶实验阳性；葡萄糖氧化发酵实验通常为氧化型，可将硝酸盐转化为亚硝酸盐或氮气；专性需氧，营养要求不高，普通培养基、麦康凯培养基上生长良好；某些菌株具有明显的菌落形态或色素。

2．绝大多数铜绿假单胞菌根据其在初次分离培养基上的特征性菌落形态（呈扩展性、平坦，具有锯齿状边缘、金属光泽）、产生可溶性的蓝绿色色素、特殊的玉米面豆卷气味而很容易识别；另外，氧化酶实验阳性，在三糖铁或二糖铁琼脂上呈碱性反应或不出现变化，在不含色素的培养基上产生亮蓝色、蓝绿色、红色或黑褐色可扩散的色素也是其可靠的鉴定特征。

3．从临床分离的菌株中有部分不产生色素（大约有10%左右），尤其是从痰液中分离的菌落为黏液型铜绿假单胞菌，常不产生色素，但在室温中转种数代后常可恢复典型菌落和产生色素的能力。

4．对于不产生色素的铜绿假单胞菌，可通过硝酸盐还原实验产生氮气，42℃生长以及在含2.0g/L的硫酸铬琼脂中生长加以确定。

## 【讨论与思考】

简述氧化发酵（O/F）实验的原理。

# 二、窄食单胞菌属

窄食单胞菌属有两个菌种，即嗜麦芽窄食单胞菌和非洲窄食单胞菌，临床上最常见的是嗜麦芽窄食单胞菌。其模式菌种也是嗜麦芽窄食单胞菌。

**【目的】**

1. 掌握嗜麦芽窄食单胞菌的形态、染色、培养特性和菌落特征。
2. 熟悉嗜麦芽窄食单胞菌的主要生化反应。

**【主要试剂、器材和动物】**

1. 菌种：嗜麦芽窄食单胞菌。
2. 培养基：普通平板，血平板，SS琼脂平板，KIA、MIU、O/F培养基（葡萄糖、麦芽糖、木糖等），精氨酸双水解培养基，硝酸盐还原产氮管，柠檬酸盐培养基，赖氨酸脱羧酶培养基、肉汤培养基。
3. 试剂：氧化酶试剂，吲哚试剂，硝酸盐还原试剂，生理盐水，革兰染色试剂，鞭毛染色试剂等。
4. 其他：显微镜，酒精灯，火柴，接种针，接种环，石蜡油，载玻片，温箱，记号笔等。

**【方法与结果判读】**

### 1. 形态观察

(1) 革兰染色：显微镜下检查，可见本菌为短至中等大小、革兰阴性杆菌。
(2) 鞭毛染色：鞭毛染色后镜检，本菌为一端丛毛菌，多数菌株鞭毛在3根以上。
(3) 不染色标本检查：不染色标本显微镜下动力检查，本菌运动活跃。

### 2. 菌落观察

① 方法：将细菌划线接种于普通平板、血平板、SS平板上，35℃培养18～24h，观察上述平板上的菌落特征。

② 结果判读：普通平板上形成不透明、大而光滑、边缘不整齐、呈闪光的淡黄色菌落；血平板上形成不溶血、有氨味的菌落，菌落特征与普通平板上类似；在SS平板上不生长。

### 3. 生化反应

(1) 氧化酶实验：嗜麦芽窄食单胞菌氧化酶实验阴性。

(2)其他生化反应:由于嗜麦芽窄食单胞菌以前属于假单胞菌属,所以其鉴定方法基本与铜绿假单胞菌类似。取嗜麦芽窄食单胞菌接种于各种生化培养管中,置35℃培养18~24h,观察结果(表4-2)。

**表4-2 嗜麦芽窄食单胞菌的主要生化反应结果**

| 细菌 | KIA | | | | MIU | | | O/F | | 氧化酶 | 柠檬酸盐 | 精氨酸双水解酶 | 硝酸盐产氮 | 赖氨酸 | 色素 |
|---|---|---|---|---|---|---|---|---|---|---|---|---|---|---|---|
| | 底层 | 斜面 | 产气 | $H_2S$ | 动力 | 吲哚 | 尿素酶 | 葡萄糖 | 麦芽糖 | 木糖 | | | | | | |
| 嗜麦芽窄食单胞菌 | - | - | - | - | + | - | - | O | O | - | - | - | - | - | + | + |

注:O表示氧化型。

【注意事项】

1. 嗜麦芽窄食单胞菌的主要鉴定特征:氧化酶实验阴性,氧化分解葡萄糖和麦芽糖(后者的反应更强),DNA酶(这是将本菌与其他氧化分解葡萄糖的革兰阴性杆菌相区别的关键因素)和赖氨酸脱羧酶实验阳性,部分菌株(约占39%)硝酸盐还原实验阳性,分解硝酸盐产氮气实验阴性,精氨酸双水解酶实验阴性,鸟氨酸脱羧酶实验阴性,吲哚生成实验阴性,一般不分解尿素,动力实验阳性(一般鞭毛数大于2个),革兰阴性杆菌。

2. 本菌葡萄糖氧化缓慢而不明显,在含葡萄糖的O/F培养基中培养18~24h后,培养基可呈中性或弱碱性,常误诊为产碱杆菌属细菌,鉴定时需注意;48h后可呈酸性。

3. 本菌对麦芽糖可迅速氧化分解,这点不同于铜绿假单胞菌。

【讨论与思考】

简述嗜麦芽窄食单胞菌的耐药特征。

## 三、产碱杆菌属

产碱杆菌属是一群有动力、专性需氧、氧化酶阳性、不分解糖类的革兰阴性杆菌。近年来,根据是否分解糖,将产碱杆菌分为两大类,一类是与医学有关的不分解糖的粪产碱杆菌、皮乔特产碱杆菌和木糖氧化产碱杆菌脱硝亚种,另一类主要是分解糖的木糖氧化产碱杆菌木糖氧化亚种。临床常见的是粪产碱杆菌。模式菌是粪产碱杆菌。

【目的】

1. 掌握产碱杆菌属中常见菌的形态、染色、培养特性和菌落特征。

2. 熟悉上述菌的鉴定方法和主要生化反应。

【主要试剂、器材和动物】

1. 菌种:粪产碱杆菌。
2. 培养基:同假单胞菌属。
3. 试剂:同假单胞菌属。
4. 其他:同假单胞菌属。

【方法与结果判读】

1. 形态观察

(1) 革兰染色:显微镜下检查,可见本菌为革兰阴性球杆菌,常单个存在。
(2) 鞭毛染色:鞭毛染色后镜检,本菌有周鞭毛。

2. 菌落观察

① 方法:将本菌接种至血平板、SS 平板、麦康凯平板,35℃培养 18 ~ 24h 后观察菌落情况。

② 结果判读:在血平板上形成灰色、扁平、较大、边缘薄、不整齐的菌落,不溶血,有水果味,并在菌落下面的血琼脂上呈明显的绿色;在 SS 平板和麦康凯平板上形成无色透明或淡黄色菌落(乳糖不发酵菌落),有少数菌株在 SS 平板上不生长。

3. 生化反应

(1) 氧化酶、触酶实验:本菌氧化酶实验和触酶实验均阳性。
(2) 其他生化反应:本菌不分解任何糖类,在 O/F 培养基中产生碱性反应。产碱杆菌属的细菌除氧化酶实验阳性,能利用柠檬酸盐和部分菌株还原硝酸盐外,多数生化反应为阴性。取本菌接种于一套生化培养管中,置 35℃培养 18 ~ 24h,观察结果(表 4-3)。

表 4-3　粪产碱杆菌的主要生化反应

| 细菌 | KIA | | | | MIU | | | O/F | | 氧化酶 | 柠檬酸盐 | 精氨酸双水解酶 | 硝酸盐还原 |
|---|---|---|---|---|---|---|---|---|---|---|---|---|---|
| | 底层 | 斜面 | 产气 | $H_2S$ | 动力 | 吲哚 | 尿素酶 | 葡萄糖 | 麦芽糖 | | | | |
| 粪产碱杆菌 | − | − | − | − | + | − | − | − | − | + | + | − | −/+ |

【注意事项】

1. 产碱杆菌属细菌的主要鉴定特征:氧化酶实验阳性,触酶实验阳性,吲哚实验阴性,在三糖铁培养基上均不产酸,$H_2S$ 实验阴性,胆汁-七叶苷水解实验阴性,赖氨酸和鸟氨酸脱羧酶实验阴性,均能在麦康凯和 SS 培养基上生长,能利用枸橼酸盐,是周鞭毛的非发酵革兰阴性短杆菌。

2. 产碱杆菌与产碱假单胞菌非常相似,二者的主要区别为前者为周毛菌,后者为极端单毛菌。

3. 粪产碱杆菌的菌落有两种类型,一种菌落呈白色且有水果香味,在血琼脂上出现绿色(即以前的芳香产碱杆菌),另一种粪产碱杆菌没有上述特点且菌落边缘不整齐。鉴定时需注意。

**【讨论与思考】**

简述粪产碱杆菌与产碱单胞菌的区别。

## 四、不动杆菌属

不动杆菌属属于莫拉菌科,根据 DNA-DNA 杂交将不动杆菌属分成 25 个 DNA 同源组(或称基因种)。目前,至少有 19 种不动杆菌的生化反应和生长实验已被公布,但仅有 10 种细菌被命名,主要有醋酸钙不动杆菌、鲍曼不动杆菌等。模式菌种为醋酸钙不动杆菌。

**【目的】**

1. 熟悉不动杆菌属常见菌的形态、染色、培养特性和菌落特征。
2. 熟悉上述菌的鉴定方法和常见生化反应。

**【主要试剂、器材和动物】**

1. 菌种:醋酸钙不动杆菌或洛菲不动杆菌。
2. 培养基:同假单胞菌属。
3. 试剂:同假单胞菌属。
4. 其他:同假单胞菌属。

**【方法与结果判读】**

### 1. 形态观察

(1) 革兰染色:两种不动杆菌均为革兰阴性球杆菌,常呈双排列,酷似奈瑟菌。
(2) 鞭毛染色:不动杆菌均无鞭毛。

### 2. 菌落观察

① 方法:取上述细菌划线接种于血平板、SS 平板、麦康凯平板上,置 35℃ 培养 18 ~24h

后观察菌落情况。

② 结果判断：醋酸钙不动杆菌和洛菲不动杆菌在血平板上均形成圆形、凸起光滑、边缘整齐、不透明、灰白色、有粘性的菌落，多数菌株不溶血；不同的是，前者菌落较大，直径约2～3mm，后者菌落较小，直径约0.5～1.0mm。两种菌在SS平板上均不生长（仅少数菌株生长）；在麦康凯培养基上可生长，形成淡黄色菌落。

3. 生化反应

（1）氧化酶、触酶实验：两种菌氧化酶实验均阴性、触酶实验均阳性。

（2）其他生化反应：本菌属的细菌均不发酵糖类，硝酸盐还原实验阴性（与肠杆菌属细菌不同），但醋酸钙不动杆菌可氧化分解葡萄糖和麦芽糖。将上述细菌分别接种于一套生化培养管中，置37℃培养18～24h，观察结果（表4-4）。

**表4-4　醋酸钙不动杆菌和洛菲不动杆菌的主要生化反应**

| 细菌 | KIA | | | | MIU | | | O/F | | 氧化酶 | 柠檬酸盐 | 精氨酸双水解酶 | 硝酸盐还原 |
|---|---|---|---|---|---|---|---|---|---|---|---|---|---|
| | 底层 | 斜面 | 产气 | $H_2S$ | 动力 | 吲哚 | 尿素酶 | 葡萄糖 | 麦芽糖 | | | | |
| 醋酸钙不动杆菌 | - | - | - | - | - | - | - | O | O/- | - | + | + | - |
| 洛菲不动杆菌 | - | - | - | - | - | - | - | - | - | - | - | - | - |

**【注意事项】**

1. 不动杆菌属的特征：不发酵糖类，双糖铁培养基（KIA）的底层及斜面均不变色，氧化酶实验阴性，硝酸盐还原实验常为阴性，不能运动（后三项实验均为阴性者在革兰阴性杆菌中极为罕见），触酶实验阳性，专性需氧，革兰阴性球杆菌。

2. 由于不动杆菌属的细菌进行革兰染色时不易脱色，有时易染成革兰阳性，误认为是革兰阳性球菌，实验时应注意鉴别。

**【讨论与思考】**

简述鲍曼不动杆菌的鉴定要点。

# 五、军团菌属

军团菌属属于军团菌科，该菌属较为复杂，时有新种发现，现有45种细菌，60多个血清型，超过一半的细菌与人类疾病有关。但大多数病例都由嗜肺军团菌的血清群1、4、6引起。

模式菌株为嗜肺军团菌。

【目的】

1. 熟悉嗜肺军团菌的形态、菌落特征和培养特性。
2. 了解嗜肺军团菌的鉴定程序和主要生化反应。

【主要试剂、器材和动物】

1. 菌种:嗜肺军团菌。
2. 培养基:BCYE 平板,F-G 平板,血平板,巧克力琼脂平板。
3. 试剂:革兰染色液,鞭毛染色液,吉姆萨(Giemsa)染液,苏丹黑 B(Sudan black B)染色液,3% $H_2O_2$ 溶液,氧化酶试剂,生理盐水,荧光标记的嗜肺军团菌多价或相应单价抗体、嗜肺军团菌标准菌株可溶性抗原、嗜肺军团菌致敏红细胞等。
4. 其他:荧光显微镜,显微镜,接种环,接种针,酒精灯,玻片,火柴,"U"形微孔板等。

【方法与结果判读】

### 1. 形态观察

(1) 革兰染色:普通光学显微镜检查,幼龄菌为革兰阴性短小杆菌,培养数日后的菌可见多形性和长丝状,有的菌体可见空泡。

(2) 鞭毛染色:镜下可见 1 ~2 根端生鞭毛(较长,为菌体长度的数倍)和侧鞭毛。

(3) 特殊染色:对于卵黄培养物涂片及组织标本涂片常用吉姆萨染色法,可见嗜肺军团菌呈红色、杆状,背景为绿色;应用苏丹黑 B 及碱性沙黄的特殊脂肪染色法,可见嗜肺军团菌细胞内有蓝黑色或蓝灰色的脂肪滴。

(4) 直接荧光抗体染色

① 方法:涂片干燥后,滴加荧光标记的抗嗜肺军团菌多价或相应单价抗体染色。

② 结果判读:荧光显微镜下可见有强烈黄绿色荧光的细菌。

### 2. 菌落观察

① 方法:取待检菌接种于 BCYE 平板、F-G 平板、血平板和巧克力琼脂平板上,在 35℃、2.5% $CO_2$、需氧高湿度环境下培养 3 ~7 天。

② 结果判读:嗜肺军团菌生长较慢,如果在 48h 内出现菌落或在这些培养基上均生长,则不是军团菌;如果仅在 BCYE 或 F-G 平板上生长,另外两种平板上不生长,而且至少在 72h 以后出现菌落,则可能是军团菌。在 BYCE 平板上 4 ~5 天可形成针尖大小的菌落,继续培养数日后菌落直径可增大至 4 ~5mm;菌落灰白色、圆形、湿润、有光泽、边缘透明、呈刻花玻璃样条纹为其特征;菌落较为粘着,并有特有的酸臭味。在 F-G 平板上培养 3 ~5 天才见生长,菌落呈针尖样,继续培养菌落可略大些,在紫外线(366nm)照射下可见有黄色荧光,在斜射光照射下菌落有刻花玻璃样纹理,并可产生棕色色素使菌落及其周围琼脂出现暗

褐色。

### 3. 生化反应

（1）氧化酶、触酶、β-内酰胺酶实验：氧化酶实验弱阳性，本菌触酶实验阳性。β-内酰胺酶实验阳性是各型军团菌的稳定特征。

（2）其他生化反应：军团菌在常用含糖培养基上不生长，须在特殊的培养基上生长。不分解糖类，硝酸盐还原实验及尿酶实验阴性，马尿酸水解实验除嗜肺军团菌外皆为阴性，能水解尿素。

### 4. 血清学检查

（1）微量凝集实验

① 方法：首先将军团菌标准菌株接种于 BCYE 或其他专用培养基上，35℃、2.5% $CO_2$、需氧高湿度环境下培养 3～4 天，用 0.01mol/L pH 7.4 的 PBS 洗下菌苔，沸水浴 1h 杀菌。2000r/min 离心 10min 弃去上清液。用含 0.5% 福尔马林的 PBS 配成悬液，使菌浓度在 420nm 波长、光径 1cm 时的吸光度值为 0.65，即为诊断菌液。用前每菌液加苯酚复红 1μL。

在微量血凝反应板上，将待测患者血清用 0.01mol/L pH 7.4 的 PBS 做双倍连续稀释，每孔 25μL，然后各孔加入诊断菌液 25μL，混匀 1min，置湿盒内室温过夜，目视观察。

② 结果判定标准：以 50%（2+）凝集为终点，引起 50% 凝集的血清最高稀释度的倒数为其效价。

（2）间接血凝实验

① 方法：将军团菌标准菌株接种于 BCYE 或其他专用培养基上，35℃、2.5% $CO_2$、需氧高湿度环境下培养 3～4 天，用 0.01mol/L pH7.4 的 PBS 洗下菌苔，沸水浴 1h 杀菌。4℃冷浸7～10天，2000r/min 离心 15min，上清液即为可溶性抗原，加叠氮钠至 1.0g/L，4℃保存。

取甲醛、丙酮醛双醛醛化绵羊红细胞压积 0.1mL，加最适稀释度可溶性抗原（经预实验选取出现特异凝集的最高稀释度，用 0.01mol/L pH 7.4 的 PBS 稀释）1mL、37℃水浴 1h 致敏，用 PBS 洗 3 次后，以含 1.0g/L 明胶、0.4g/L 牛血清白蛋白、0.5% 绵羊红细胞的 0.11mol/L pH 7.2 的 PBS 稀释液配成 0.7% 悬液，即为致敏红细胞。

在微量血凝反应板上，将待测患者血清用 PBS 做双倍连续稀释，每孔 25μL，各孔补加 PBS 稀释液 25μL，在振荡器上混匀，每孔滴加致敏红细胞 25μL，混匀 1min，湿盒置室温 2h 后判读。

② 结果判定标准：以 50%（2+）凝集为终点。出现 50% 凝集的血清最高稀释度的倒数为效价。

（3）结果判读：做患者血清中军团菌抗体检查时，应同时设阴性和阳性对照。单份血清抗体效价应在 1∶256 以上，或双份血清恢复期血清抗体效价应在 1∶128 以上并有 4 倍以上增长，方有诊断价值。

【注意事项】

1. 军团菌为专性需氧、生长缓慢、营养要求高、有极端鞭毛的非发酵革兰阴性(着色淡)杆菌,根据在固体培养基上初次分离时需要 L-半胱氨酸和铁盐,可同其他分解糖的细菌区别开来。军团菌生化反应不活泼,不分解糖类,不能还原硝酸盐,脲酶实验阴性,触酶实验一般阳性,绝大多数嗜肺军团菌氧化酶实验阳性。

2. 军团菌革兰染色时,如果用沙黄作复染液则不易着色,需改用苯酚复红作复染液。

3. 根据军团菌对营养的苛求和生长缓慢的特点,凡在普通营养琼脂、血琼脂、巧克力琼脂上生长以及在 BCYE 琼脂上 48h 内生长的菌落,均非军团菌。

【讨论与思考】

简述军团菌属细菌涂片染色的特征。

## 六、嗜血杆菌属

嗜血杆菌属隶属于巴斯德菌科。该属细菌共有 17 个种,其中与临床有关的有 9 个种。模式菌为流感嗜血杆菌。

【目的】

1. 掌握流感嗜血杆菌的形态、染色、培养特性和菌落特征。
2. 熟悉流感嗜血杆菌的主要鉴定方法和实验。

【主要试剂、器材、动物】

1. 菌种:流感嗜血杆菌,金黄色葡萄球菌。
2. 培养基:血平板、巧克力琼脂平板,10%兔血清肉汤,兔血肉汤。
3. 试剂:X 因子、V 因子纸片,流感嗜血杆菌荚膜多糖抗体,流感嗜血杆菌抗血清(a ~ f),革兰染色液,1%美蓝水溶液,生理盐水。
4. 其他:酒精灯,火柴,接种针,接种环,载玻片,普通光学显微镜等。

【方法与结果判读】

1. 形态观察

革兰染色后,可见革兰阴性短小杆菌,可呈多形性。

## 2. 菌落观察

① 方法:将流感嗜血杆菌划线接种于巧克力琼脂平板,在35℃、5% ~10% $CO_2$环境下培养。

② 结果判读:流感嗜血杆菌在巧克力琼脂平板上培养18 ~24h后形成微小、圆形、透明似露滴样的菌落,48h后形成灰白色菌落,直径增大到1 ~1.5mm,继续培养至72h,菌落直径可达3 ~4mm,菌落中心凹陷呈脐窝状。

## 3. 鉴定实验

(1)"卫星"实验

① 原理:流感嗜血杆菌生长需要X因子和V因子,血平板本身含有X因子,V因子处于抑制状态,而金黄色葡萄球菌能合成较多的V因子,所以两菌共同培养于血平板上时,金黄色葡萄球菌可促进流感嗜血杆菌生长。

② 方法:将流感嗜血杆菌密集划线接种于兔血平板,再将金黄色葡萄球菌点种其上(2 ~3处)或划一短线,35℃孵育18 ~24h后,观察菌落生长情况。

③ 结果判读:在金黄色葡萄球菌菌落附近流感嗜血杆菌的菌落较大,较远处菌落渐小,甚至无细菌生长,即为"卫星"实验阳性。

(2) X因子和V因子需要实验

① 原理:因流感嗜血杆菌生长需要X因子和V因子,故当有X因子和V因子时流感嗜血杆菌才能生长。

② 方法:取流感嗜血杆菌分别接种于兔血肉汤和10%兔血清肉汤中,35℃孵育18 ~24h,观察生长情况。也可在MH琼脂平板上密集划线接种细菌,再贴上含X因子和V因子的纸片,观察该菌生长时对X因子和V因子的需要情况。结果有三种可能:a. 仅需要X因子,如杜克嗜血杆菌和嗜沫嗜血杆菌;b. 仅需要V因子,如副流感嗜血杆菌和副嗜沫嗜血杆菌;c. 同时需要X因子和V因子,如流感嗜血杆菌和溶血嗜血杆菌。

③ 结果判读:流感嗜血杆菌只能在兔血肉汤中生长,而不能在10%兔血清肉汤中生长。

(3) 生化反应

流感嗜血杆菌分解葡萄糖产酸不产气,不分解乳糖和甘露醇,有荚膜的菌株产生吲哚,根据触酶、尿酶及鸟氨酸脱羧酶反应的不同结果,可将本菌分成8个生物型。

(4) 血清学鉴定

① 方法:用已知a ~f 6个血清型的标准血清与待检菌做玻片凝集实验,进行定型鉴定;同时可用流感嗜血杆菌荚膜多糖抗血清与待检菌做荚膜肿胀实验,此法可直接检查标本中的细菌,做早期诊断。

② 结果判读:与相应血清凝结的即为某种血清型。

【注意事项】

1. 根据菌落形态、菌体形态以及各种嗜血杆菌对生长因子的需求，溶血与否，糖发酵等生物学性状进行综合鉴定。嗜血杆菌属细菌还原硝酸盐为亚硝酸盐，氧化酶和触酶的产生不定，分解多种糖。

2. 流感嗜血杆菌抵抗力较弱，在人工培养基上易死亡，应每隔 4 ~5 天移种一次，菌种保存在室温比在 4℃或 35℃下存活时间更长。

3. 由于流感嗜血杆菌干燥时易死亡，所以在采集标本进行流感嗜血杆菌检查时，注意保持标本湿润。

【讨论与思考】

简述流感嗜血杆菌的鉴定要点。

（王晓春）

# 第五章　需氧革兰阳性细菌

## 一、白喉棒状杆菌

棒状杆菌属广泛分布于土壤、植物和动物的黏膜与皮肤上。白喉属于上呼吸道疾病，其临床症状主要是由白喉棒状杆菌所释放的毒素引起。白喉棒状杆菌本身不会侵犯组织，但其生长时会释放毒素而使组织遭受破坏。有时，患者可能会因为毒血症或窒息而死亡。在做白喉病原菌检查的时候，亦可能遇到某些不致病及不产生毒素的菌种，其在形态和生化实验方面很难与产毒性的白喉棒状杆菌区分，此类菌统称类白喉棒状杆菌。

**【目的】**

1. 掌握白喉棒状杆菌形态、常用染色方法、鉴别培养基及菌落特点。
2. 熟悉白喉棒状杆菌鉴定实验和测定白喉毒素的常用方法。
3. 熟悉白喉棒状杆菌与类白喉棒状杆菌的鉴别要点。

**【主要试剂、器材和动物】**

1. 菌种：白喉棒状杆菌，类白喉棒状杆菌。
2. 培养基：吕氏血清斜面，血液琼脂平板、尿素卵黄双糖琼脂斜面，单糖或糊精培养基，亚硫酸钾血液琼脂平板，Elek 平板等。
3. 试剂：革兰染色液，Albert 染色液甲液、乙液，Neisser 染色液，美蓝染液，白喉抗毒素（DAT）。
4. 其他：1mL 注射器，剃刀，豚鼠或家兔。

**【方法与结果判读】**

1. 形态观察

（1）取白喉棒状杆菌、类白喉棒状杆菌或模拟白喉咽拭子，涂片、固定、革兰染色。典型的白喉棒状杆菌为革兰染色阳性，一端或两端膨大呈棒状，菌体呈“X”“Y”“W”“N”“M”等字母形或成栅栏状排列。

（2）Albert 染色方法

① 方法：本法是最为常用的异染颗粒染色法。在涂片上滴甲液 5min 后水洗，用乙液染 1min 后水洗。

② 结果判读：干后镜检，可见菌体呈草绿色，异染颗粒呈紫褐色，菌体排列同 Neisser 染色。

## 2. 菌落观察

① 方法：将白喉棒状杆菌分别接种于血平板、亚硫酸钾血液琼脂平板、吕氏血清斜面或凝固鸡蛋清斜面，置 35℃孵育 18 ~24h。

② 结果判读：可在血平板上长出白色不透明菌落，本菌轻型菌株的菌落有狭窄溶血环，其余无溶血现象；在亚硫酸钾血液琼脂平板上的菌落呈黑色；在吕氏血清斜面或凝固鸡蛋清斜面上可长出细小灰白色而有光泽的圆形菌落。

## 3. 生化反应

将白喉棒状杆菌和其他（类白喉）棒状杆菌分别接种于明胶培养基、血清糖发酵管（葡萄糖、麦芽糖、蔗糖、糊精）、尿素卵黄双糖琼脂斜面（先行穿刺接种，后在斜面划线接种）上，置 35℃孵育 18 ~24h，观察结果（表 5-1、表 5-2）。若呈阴性反应则延长到 72h 观察结果。

**表 5-1　白喉棒状杆菌和其他常见棒状杆菌的生化反应**

| 细菌名称 | 触酶 | 硝酸盐还原 | 明胶液化 | 葡萄糖 | 麦芽糖 | 蔗糖 | 糊精 |
|---|---|---|---|---|---|---|---|
| 白喉棒状杆菌 | + | + | − | + | + | − | + |
| 干燥棒状杆菌 | + | + | − | + | + | + | − |
| 溃疡棒状杆菌 | + | − | −/+ | + | + | − | + |

**表 5-2　尿素卵黄双糖琼脂斜面上不同棒状杆菌的鉴别**

| 细菌名称 | 底层（葡萄糖） | 斜面（蔗糖） |
|---|---|---|
| 白喉棒状杆菌 | 黄色 | 不变色 |
| 干燥棒状杆菌 | 黄色 | 黄色 |
| 溃疡棒状杆菌 | 红色 | 红色 |

## 4. 血清学实验（琼脂平板毒力实验，又称 Elek 平板毒力实验）

① 原理：白喉抗毒素与白喉毒素在琼脂中扩散，在相遇处发生特异性结合，形成肉眼可见的沉淀反应。本实验可用作检测白喉棒状杆菌毒力。

② 方法：a. 将 Elek 培养基加热融化，冷却至 50 ~55℃，加入 2mL 无菌小牛血清或兔血清（经 60℃ 30min 灭活），混匀后倾注无菌平皿中；b. 在琼脂尚未完全凝固前，将已浸有

1000U/mL 白喉抗毒素（DAT）的无菌滤纸条（60mm × 10mm）平铺于平板中央，然后将平板反扣于 35℃ 孵育箱内 45min，以烘干表面水分；c. 用接种环分别取已知产毒素阳性菌、阴性菌和待检菌的大量菌苔，从滤纸条边缘垂直划线至平皿壁，划线宽为 6 ~ 7mm，纸条两侧可分别接种 3 ~ 4 个菌株，各菌株间距 10 ~ 15mm。将平板置 37℃ 下孵育 24h、48h 及 72h，观察结果。

③ 结果判断：经 35℃ 孵育 24 ~ 48h，若菌苔两侧出现斜向外侧延伸的乳白色沉淀线，并与邻近的阳性产毒株产生的沉淀线相吻合，可判断为产毒株。无毒株经 72h 孵育不出现沉淀线。

### 5. 动物实验

① 原理：白喉外毒素可使敏感动物组织细胞损伤以致死亡。若体内含有一定量的抗毒素，可中和进入的毒素，因而不出现局部组织的病变，使动物免于死亡。通常用豚鼠或家兔作为实验动物。

② 方法

a. 取 16 ~ 18h 吕氏血清斜面或尿素卵黄双糖琼脂斜面上的纯培养物，加 1mL 肉汤制成悬液，用无菌吸管吸此菌液 0.5mL 加入 3.5mL 肉汤混匀后即可使用。

b. 选体质量 250g 左右健康全白色豚鼠两只，一只在实验前 24h 腹腔注射 DAT 1000U，使其获得免疫作为对照动物，另一只不注射 DAT 作为实验动物。接种前将豚鼠腹部朝上固定于架上。温水洗净腹部后剃毛（不可刮破皮肤，也不要消毒皮肤）。剃毛后再用生理盐水棉球擦洗一次，干后用 1mL 注射器吸取细菌悬液，分别注射 0.1mL 菌液于实验和对照豚鼠腹壁皮内。为防止菌株毒力太强使动物致死，接种 4h 后给实验动物注射 DAT 400U。通常每只豚鼠可接种 6 ~ 8 份标本，注射后 24h、48h 和 72h 分别观察皮内反应。

③ 结果判读：产毒阳性菌株为阳性反应，24h 左右在腹壁注射部位出现红肿，48h 红肿部位边缘呈化脓性病变，72h 可见硬块，并出现灰色坏死斑。不产毒株呈阴性，72h 后注射部位无明显病变。若实验动物及对照动物的接种部位均有病变出现，则结果为可疑，可能因注射量过多或抗毒素量过少或失效所致，应重新实验。

④ 用途：通常用于 Elek 平板毒力实验结果可疑者。

## 【注意事项】

1. 为保持白喉棒状杆菌的毒力，细菌培养物在室温中搁置时间不超过 2h，在 4℃ 不超过 4h。毒力实验除用新分离菌株外，须有标准菌株（中间型 park william No.8 菌株）作对照。

2. 明胶液化实验：观察结果时可将明胶培养基于 37℃ 孵育箱移至 4℃ 环境，5 ~ 10min 后再观察结果，液化的明胶不再凝固。

## 【讨论与思考】

1. 白喉棒状杆菌的致病物质和致病特点是什么？
2. 分离白喉棒状杆菌常用哪些培养基？

# 二、蜡样芽胞杆菌

蜡样芽胞杆菌是芽胞杆菌属中的一种,1950 年首次在挪威报告,与人类的密切关系是会引起食物中毒,中毒者症状为腹痛、呕吐、腹泻。该菌属于革兰阳性杆菌,在普通平板上能形成芽胞,因其菌落表面粗糙似白蜡状,以此命名。其广泛分布于水、土壤、尘埃、淀粉制品、乳制品中,并可在其中生长繁殖。

**【目的】**

1. 熟悉蜡样芽胞杆菌形态、染色、菌落特点、常用生化反应及鉴定实验、活菌计数方法。
2. 了解蜡样芽胞杆菌肠毒素测定方法。

**【主要试剂、器材和动物】**

1. 菌种:蜡样芽胞杆菌,枯草芽胞杆菌。
2. 培养基:营养琼脂,血液琼脂,卵黄琼脂,葡萄糖、麦芽糖、糊精、蔗糖、水杨苷、乳糖、甘露醇、木糖等糖发酵管,葡萄糖蛋白胨水,柠檬酸盐培养基,醋酸铅明胶培养基。
3. 试剂:吲哚试剂,50% $\alpha$-萘酚乙醇溶液,含 3g/L 肌酸的 400g/L KOH,鞭毛染色液,3% $H_2O_2$ 溶液。
4. 动物:小鼠、家兔。

**【方法与结果判读】**

### 1. 形态观察

将待检标本(如食物中毒可疑食物)或纯培养物涂片,做革兰染色,可见两端钝圆、短链杆状排列的革兰阳性大杆菌,无荚膜。培养 6h 后可形成小于菌体的圆形芽胞。鞭毛染色可见有周鞭毛。

### 2. 菌落观察

① 方法:将可疑食物或培养物加适量生理盐水研磨后划线接种于普通平板和血液琼脂平板上,35℃孵育 18~24h。

② 结果判读:在普通营养琼脂上形成圆形凸起的菌落,表面粗糙有蜡光,不透明,似毛玻璃。血液琼脂平板上菌落周围形成 $\beta$ 溶血环。在卵黄琼脂平板上菌落周围形成乳白色混浊环。

### 3. 生化反应

（1）碳水化合物实验

① 方法：将蜡样芽胞杆菌分别接种于葡萄糖、麦芽糖、糊精、蔗糖、水杨苷、乳糖、甘露醇、木糖等糖发酵管和葡萄糖蛋白胨水、柠檬酸盐培养基上，35℃孵育 18 ~24h，观察结果。

② 结果判读：该菌能分解葡萄糖、麦芽糖、糊精、蔗糖、水杨苷，产酸不产气，不分解乳糖、甘露醇，不产生吲哚，触酶、VP 实验阳性。

（2）含氮化合物实验

① 方法：将蜡样芽胞杆菌接种于醋酸铅明胶培养基上，经 35℃孵育 18 ~24h，观察结果。

② 结果判读：该菌 $H_2S$ 实验阴性，可使明胶液化。

（3）乳光反应

① 原理：本菌能产生卵磷脂酶，在有 $Ca^{2+}$ 存在时，能迅速分解卵磷脂，生成甘油三酯和水溶性磷脂胆碱，故在菌落周围出现乳白色混浊环，称乳光反应或卵黄反应。

② 方法：用接种针挑取可疑菌落点种在 10% 卵黄琼脂平板上，35℃孵育 3h。

③ 结果判读：3h 无菌落生长，但在点种处可出现混浊环，6h 后混浊环直径可扩大至 5 ~6mm。

④ 用途：用于测定细菌能否产生卵磷脂酶，也可以此来计数菌落（CFU）。

（4）触酶实验

本菌与枯草芽胞杆菌的不同点是不分解木糖，与炭疽芽胞杆菌的不同点是能迅速液化明胶，利用柠檬酸盐。

### 4. 动物实验

（1）毒力实验：将研磨过的可疑食物或培养物 0.3 ~0.5mL 接种于体质量为 18 ~20g 的小白鼠腹腔内，小白鼠于接种后 12 ~18h 内死亡，解剖死亡小白鼠，取心血涂片，做革兰染色，可见蜡样芽胞杆菌典型形态。

（2）毒素测定：蜡样芽胞杆菌不同菌株产生不同类型的肠毒素，可用家兔肠管结扎实验鉴定。实验方法见第二章“一、埃希菌属”。产生呕吐型肠毒素的菌株家兔肠管结扎实验阴性，而产生腹泻型肠毒素的菌株家兔肠管结扎实验阳性。

### 5. 活菌计数

将残余食物用生理盐水稀释成 $10^{-3}$ ~$10^{-1}$的悬液。

乳光反应计数法：取各稀释度的悬液 0.1mL 以“L”形玻璃棒均匀涂布，接种于卵黄琼脂平板上，置 35℃孵育 6h，本菌在此平板上产生乳光反应，易于识别。

一般认为蜡样芽胞杆菌在每毫升或每克食物中的活菌数大于 $10^5$时，即有可能发生食物中毒。

【讨论与思考】

蜡样芽胞杆菌在不同培养基上培养的菌落形态特征有何不同?

# 三、炭疽芽胞杆菌

炭疽芽胞杆菌属于需氧芽胞杆菌属,能引起羊、牛、马等动物及人类的炭疽病。炭疽芽胞杆菌曾被帝国主义作为致死战剂之一。平时,牧民、农民、皮毛和屠宰工作者易受感染。皮肤炭疽在我国各地还有散在发生,不应放松警惕。感染炭疽芽胞杆菌的患者,临床上表现为急性、热性、败血性症状,病理性特点是呈败血症变化、天然孔出血、血液凝固不良、脾脏显著肿大、皮下浆膜出血性胶样浸润等。炭疽是一种死亡率较高的烈性传染病,快速的病原学诊断在控制疾病流行中有重要意义,因此细菌学检验及其重要。

【目的要求】

1. 熟悉炭疽芽胞杆菌的形态、染色、菌落特点及常用鉴定实验。
2. 了解炭疽芽胞杆菌的生化反应。

【主要试剂、器材和动物】

1. 菌种:炭疽芽胞杆菌,蜡样芽胞杆菌。
2. 培养基:营养琼脂,血液琼脂,0.5% $NaHCO_3$,10% 马血液琼脂,含 0.05 ~ 0.5、5、10 和 100IU/mL 青霉素的琼脂,戊烷脒琼脂,各种生化反应培养基。
3. 试剂:青霉素 1IU/片纸片,大豆凝集素,AP631 炭疽芽胞杆菌噬菌体。

【方法与结果判读】

1. 形态观察

菌体两端平截呈矩形,呈短链状或竹节状长链排列的革兰阳性大杆菌,无鞭毛,芽胞椭圆形,小于菌体,在陈旧培养物中可见游离的芽胞,有毒株可形成荚膜。

2. 菌落观察

(1) 普通琼脂平板:接种本菌后经 35℃ 孵育 18 ~ 24h 可生成直径 2 ~ 4mm、扁平粗糙、不透明灰白色、无光泽、边缘不整齐的菌落,在低倍镜下可见到菌落呈卷发状,接种针接触,能拉起细丝。

(2) 肉汤培养特性观察:取待检菌接种于肉汤管中,35℃ 孵育 5 ~ 12h。炭疽芽胞杆菌的生长特征为沉淀生长。

（3）BAP：接种本菌，35℃孵育12～15h，出现不溶血菌落，18～24h后可有轻微溶血。

（4）重碳酸盐平板：将有毒株接种于$NaHCO_3$血琼脂平板上，置5% $CO_2$环境中，35℃孵育18～24h，可产生荚膜，菌落由粗糙型（R）变为黏液型（M），呈半圆形、凸起、有光泽的菌落。以接种针挑取菌落可出现拉丝现象。卷发状菌落和菌落拉丝现象是本菌的鉴别要点。

（5）戊烷脒琼脂平板：接种本菌经35℃孵育18～24h后可见灰白色不规则圆形，表面粗糙，呈卷发状菌落，刚从孵育箱中取出时不溶血，24h后有时会出现轻微溶血现象。本菌的无毒株为粗糙型菌落，有毒株为光滑型菌落。

### 3. 生化反应

将本菌接种于葡萄糖、麦芽糖、果糖、蕈糖、硝酸盐、葡萄糖蛋白胨水、明胶、尿素、柠檬酸盐等培养基上，37℃孵育18～24h，观察结果。本菌分解葡萄糖、麦芽糖、果糖、蕈糖，产酸不产气，触酶实验阳性，能还原硝酸盐，VP实验和脲酶实验阴性，不液化明胶，不利用柠檬酸盐。

### 4. 血清学实验（炭疽热沉淀反应，又称Ascoli实验）

取死亡病畜的腐败脏器、皮毛、肉及其制品，剪碎加入5～10倍生理盐水，先浸泡2～3h，再在沸水中煮5～15min，用滤纸过滤，滤液即为沉淀原。取3支沉淀管，吸取炭疽沉淀血清0.5mL加入第1、第2管中。第3管加正常兔血清作对照。吸取上述沉淀原，沿管壁轻轻加入第1、第3管中，勿混匀；吸取正常组织或皮毛滤液加入第2管中作为正常抗原对照。如第1管界面出现白色沉淀环，即为阳性。

### 5. 动物实验

取纯培养物接种于肉汤培养液中，35℃孵育18～24h，吸取0.1mL接种于小鼠皮下，小鼠于72～96h发病并死亡。解剖后可见接种部位呈胶样水肿，肝、脾肿大，出血，血液呈黑色且不凝固。取心血、肝、脾涂片染色镜检，可检出本菌。如将肉汤培养物0.2mL接种于豚鼠或家兔皮下，该动物于48～72h死亡，解剖所见同小鼠。蜡样芽胞杆菌对豚鼠或家兔无致病力。

### 6. 重要鉴定实验

（1）噬菌体裂解实验

① 方法：将一接种环待检肉汤培养物（经35℃孵育4～6h）涂布于营养琼脂平板上，干后将AP631炭疽芽胞杆菌噬菌体滴于平板中央并划一直线，干后置35℃孵育18h。每份标本应做2～3个同样的实验，同时滴种肉汤液作阴性对照。

② 结果判读：出现噬菌斑或噬菌带者为阳性。

（2）串珠实验

① 方法：将待检菌接种于含0.05～0.15IU/mL青霉素的培养基上，35℃孵育6h后，取菌湿片观察或涂片染色，可见炭疽芽胞杆菌形态发生明显变化，形成大而均匀成串的圆球

状菌体。

② 结果判读：菌体大而圆，均匀，排列整齐为4+；菌体圆，均匀，排列整齐为3+；菌体椭圆，排列整齐为2+；菌体均匀肿大变粗为+；菌体大小不一，不圆，排列不整齐为±；菌体形态无变化为-。+~4+为串珠实验阳性。蜡样芽胞杆菌无此反应。

（3）青霉素抑制实验

① 方法：将待检菌分别接种于含5，10，100IU/mL青霉素的培养基上，35℃孵育18~24h。

② 结果判读：炭疽芽胞杆菌能在含5IU/mL的青霉素琼脂平板上生长，在含10，100IU/mL的青霉素琼脂平板上受抑制而不能生长。

（4）串珠和青霉素抑制联合实验

① 方法：将待检菌新鲜肉汤培养物0.1mL滴于预温的2% BAP的一侧，另一侧滴加蜡样芽胞杆菌新鲜肉汤培养物0.1mL，分别用灭菌"L"形玻璃棒涂布，干后将含青霉素1IU/片的纸片贴于其上，35℃孵育2h左右，打开平皿置低倍镜下观察，可见药物纸片周围有一无菌生长的抑菌圈，其周围由于青霉素浓度低，菌体细胞壁受损而成为串珠。观察完毕继续置35℃孵育8~12h测量抑菌圈直径。

② 结果判读：炭疽芽胞杆菌出现明显抑菌圈、串珠实验阳性而蜡样芽胞杆菌无此反应。

（5）大豆凝集素吸收实验

① 原理：炭疽芽胞杆菌菌体多糖是大豆凝集素受体，借兔红细胞的凝集与否推测待检菌是否为炭疽芽胞杆菌。

（待检菌—
炭疽芽胞杆菌
类炭疽杆菌
+大豆凝集素）+兔红细胞—
兔红细胞凝集抑制
兔红细胞凝集

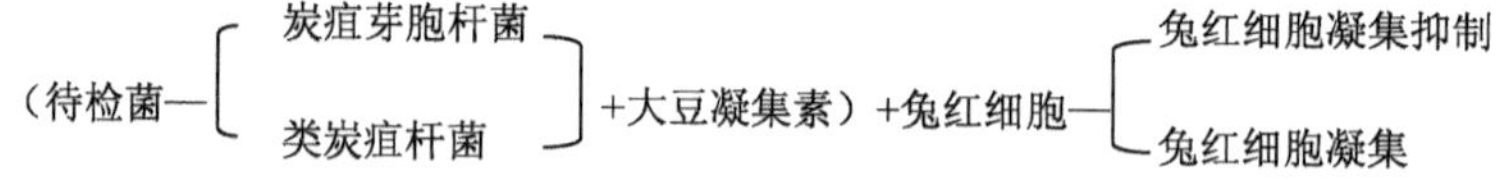

② 方法：实验时取稀释的大豆凝集素1滴滴于比色板或载玻片上，用接种环取足量待检菌，研混于大豆凝集素溶液成浓厚菌液，持续研磨2~3min。滴加5%兔红细胞悬液，搅匀，前后倾动玻片3~5min，观察兔红细胞是否发生凝集。

③ 结果判读：凝集成块，液体无色为4+；凝集成大颗粒，液体无色为3+或2+；凝集成细小颗粒，液体无色为+；凝集成细微颗粒，无显著黄红色为±；无凝集，摇动后汇集于中央，呈淡红黄色为-。+~4+为阴性结果，±为可疑，-为阳性结果。出现阳性结果待检菌即为炭疽芽胞杆菌。

**【注意事项】**

炭疽芽胞杆菌可引起人、动物共患的炭疽病，属烈性传染病。本菌能在有氧的条件下产生芽胞，抵抗力强，能经多途径传染。检验时除遵守常规实验室规则外，还应注意：① 必须按烈性传染病检验守则操作。② 检验须在专用实验室或指定区域进行。③ 操作台应铺来苏尔湿布，操作后收起湿布在来苏尔中浸泡。动物尸体、病变脏器必须火化或高压蒸气灭菌，禁止掩埋，以防污染环境。④ 涂片染色过程中用水冲洗时应冲入专门容器内，经高压蒸气灭菌后再倾倒。⑤ 从事炭疽芽胞杆菌检验的人员应定期接种炭疽疫苗。

【讨论与思考】

1. 炭疽芽胞杆菌可通过哪些途径感染人体?
2. 不同感染途径感染炭疽芽胞杆菌引起的临床表现有哪些差异?

## 四、产单核李斯特菌

产单核李斯特菌是一种常见的土壤细菌,以死亡的和正在腐烂的有机物为食。它也是某些食物(主要是鲜奶产品)中的一种污染物,能引起严重食物中毒。单核细胞增生李斯特菌是一种人畜共患病的病原菌。它能引起人、畜的李斯特菌病,感染后主要表现为败血症、脑膜炎和单核细胞增多。该菌在4℃的环境中仍可生长繁殖,是冷藏食品致病的主要病原菌之一。

【目的要求】

1. 熟悉产单核李斯特菌的形态学和菌落特点。
2. 了解产单核李斯特菌的主要生化反应和兔眼结膜毒力实验。

【主要试剂、器材和动物】

1. 菌种:产单核李斯特菌。
2. 培养基:营养琼脂,血液琼脂,萘啶酸琼脂,亚硫酸钾血琼脂,葡萄糖、麦芽糖、七叶苷、果糖、蕈糖、水杨酸、乳糖、蔗糖、糊精等各种糖发酵管及葡萄糖蛋白胨水,尿素,明胶和硝酸盐还原培养基。
3. 试剂:甲基红试剂,$\alpha$-萘酚乙醇溶液,含3%肌酸的400g/L KOH,3% $H_2O_2$溶液。
4. 动物:幼兔。

【方法与结果判读】

### 1. 形态观察

取产单核李斯特菌涂片染色镜检,该菌为革兰阳性小杆菌,多形态,菌体直或稍弯,常呈"V"形成对排列,或呈丝状,多数菌体一端较大,似棒状,易误认为污染的类白喉棒状杆菌,有时短小的菌体三五成链,似链球菌。该菌有鞭毛,无芽胞,不形成荚膜,在陈旧培养基上可转变为革兰阴性,两端浓染,易误判为革兰阴性双球菌。

2. 菌落观察

将产单核李斯特菌接种于普通平板和血琼脂平板上，经35℃孵育18～24h，菌落极小，呈露滴状且透明光滑，侧光微显蓝绿色，35℃孵育数日可形成直径2mm的灰暗菌落。在血琼脂平板上，菌落有狭窄的β溶血环。接种在萘啶酸选择平板上，经35℃孵育数日，可见直径为0.2～0.8mm、边缘整齐、表现细密湿润的蓝色圆形菌落。在亚硫酸钾血琼脂平板上可形成黑色菌落。

3. 生化反应

本菌分解葡萄糖、麦芽糖、七叶苷、果糖、蕈糖、水杨酸，产酸不产气，触酶实验阳性，MR、VP实验阴性，在3～10天内可迟缓发酵乳糖、蔗糖和糊精，产酸不产气，吲哚、脲酶实验阴性，不液化明胶，不还原硝酸盐。

4. 血清学实验

本菌与葡萄球菌、链球菌、肺炎链球菌等多数革兰阳性菌及大肠埃希菌有共同抗原，故血清学实验无鉴别意义。

5. 动物实验

兔眼结膜毒力实验。将本菌18h肉汤培养物滴入幼兔眼结膜，24～36h内引起化脓性角膜结膜炎，若角膜混浊、结膜水肿且有渗出物，即为阳性，在渗出物涂片和培养中均可查到此菌。

【讨论与思考】

产单核李斯特菌有何感染特征？

（沈　权）

# 第六章 结核分枝杆菌

分枝杆菌属种类众多,多具抗酸染色特性,其中结核分枝杆菌和麻风分枝杆菌是主要的病原菌。结核病是当前严重威胁人类健康的传染病之一,全球约 1/3 的人口感染过结核分枝杆菌。不合理用药、管理不善、药物吸收不佳及 HIV 感染等导致大量耐药菌株出现,给结核病防治带来很大困难。准确的实验室诊断,对了解结核病流行情况、指导临床合理用药、控制结核病传染以及开发新的抗结核药具有重要意义。

## 【目的】

1. 掌握结核分枝杆菌形态、染色特性、培养特征和常用鉴定方法。
2. 熟悉结核分枝杆菌与非结核分枝杆菌常用的鉴别实验。

## 【主要试剂、器材和动物】

1. 菌种:结核分枝杆菌,非结核分枝杆菌(耻垢分枝杆菌),卡介苗(BCG),牛结核分枝杆菌的培养物。

2. 培养基:改良罗氏培养基(或 7H11 琼脂平板),对硝基苯甲酸(PNB)培养基和噻吩-2-羧酸肼(TCH)培养基。

3. 试剂:抗酸染色液(或金胺“O”染色液),40g/L NaOH 溶液,2% $H_2SO_4$溶液,10% Tween-80 水溶液,3% $H_2O_2$溶液,0.3% 新洁尔灭液。

4. 其他:肺结核患者痰标本,麻风分枝杆菌抗酸染色标本片,载玻片,普通或荧光显微镜,汽油,香柏油,蒸馏水,接种环,酒精灯,三角烧瓶,小试管,水浴箱等。

## 【方法与结果判读】

### 1. 形态观察

(1)抗酸染色(萋-尼染色)

① 原理:抗酸染色是主要用于分枝杆菌属(如结核杆菌、麻风杆菌)的一种鉴别染色法。分枝杆菌属细菌的细胞壁含有大量脂质,用普通染色法不易着色,但经萋-尼染色,即 5% 苯酚复红加热或延长时间进行染色后,能抵抗 3% 盐酸乙醇的脱色作用,染色后菌体呈红色,背景呈蓝色,而非抗酸菌易脱色,复染后呈蓝色。

② 方法

A. 细菌涂片制备

直接涂片和厚膜涂片：用接种环挑取约 0.01mL 脓性或呈干酪样部分痰液，制成 10mm×10mm 大小的均匀薄涂片，或取上述标本约 0.1mL，制成 20mm×15mm 大小的厚膜涂片。自然干燥，火焰固定后，行抗酸染色或金胺“O”染色，前者用油镜检查，后者用荧光显微镜高倍镜检查。

集菌涂片：a. 沉淀集菌法：取痰液 2～3mL，用 40g/L NaOH 1～2 倍量混匀。经 103.43kPa(121.3℃)高压灭菌 20～25min(或煮 30min)，3000r/min 离心 30min，弃上清，取沉淀物涂片做抗酸染色或金胺“O”荧光染色镜检。b. 漂浮集菌法：取晨痰 2～3mL 放入 100mL 三角瓶内，加 1～2 倍量 40g/L NaOH 溶液，经 103.43kPa 高压灭菌 20～25min(或煮 30min)。冷却后滴加汽油 0.3mL，瓶口盖玻璃纸加塞，塞紧瓶口，置振荡器或手摇振荡 10min，再加蒸馏水至满瓶口而又不外溢，静置 10～15min，将已编号的洁净载玻片盖在瓶口上，静置 15～20min，取下载玻片并迅速将载玻片翻转至浸膜向上，或用接种环取瓶口液面物涂于载玻片上，自然干燥，火焰固定后做抗酸染色或金胺“O”荧光染色镜检。

B. 染色

a. 初染：将已固定的涂片置于染色架上或用染色夹子夹住，滴加苯酚复红染液，并于载玻片下方以弱火加热至出现蒸气(勿煮沸或煮干)，随时补充染液以防干涸，持续 5min，水洗。b. 脱色：用 3% 盐酸乙醇脱色，直至涂片无红色染液脱下为止(不可超过 10min)，水洗。c. 复染：用吕氏美蓝复染 0.5min，集菌涂片复染 1～3min，水洗或印干(印干用的滤纸只能使用一次)，用油镜检查并记录结果。

③ 结果判读

直接涂片和厚膜涂片法：油镜观察涂片，在淡蓝色背景下可见染成红色细长或略带弯曲的杆菌，并有分枝生长趋向，此为抗酸染色阳性菌。其他细菌和细胞成蓝色。直接涂片标本中常见菌体单独存在，偶见团聚成堆者。若在痰、脑脊液或胸、腹水中找到抗酸菌，其诊断意义较大。镜下所见结果按下列标准报告：

－：仔细观察至少 300 个视野未发现抗酸菌；

±：300 个视野内发现 1～2 条抗酸菌(全部涂膜镜检 3 遍)；

＋：100 个视野内发现 1～9 条抗酸菌(全部涂膜镜检 1 遍)；

2＋：10 个视野内发现 1～9 条抗酸菌；

3＋：每个视野内发现 1～9 条抗酸菌；

4＋：每个视野内发现 9 条以上的抗酸菌。

集菌涂片法：按“发现抗酸染色阳性细菌”或“未发现抗酸染色阳性细菌”报告。

(2) 金胺“O”荧光染色法

① 方法：a. 初染：取标本涂片滴加荧光染液金胺“O”染色 10～15min，水洗；b. 脱色：用 3% 盐酸乙醇脱色 1～2min，至无黄色，水洗；c. 复染：用对比染液 0.5% 高锰酸钾复染 1～3min，水洗，待干镜检。

② 结果判读：高倍镜观察涂片，在暗视野背景下抗酸菌呈黄绿色或橙黄色荧光，荧光染

色后涂片应在24h内检查。镜下所见结果按下列标准报告：

-：仔细观察至少30个视野未发现抗酸菌；

±：70个视野内发现1～2条抗酸菌（全部涂膜镜检1～5遍）；

+：50个视野内发现2～18条抗酸菌（全部涂膜镜检1遍）；

2+：10个视野内发现4～36条抗酸菌；

3+：每个视野内发现4～36条抗酸菌；

4+：每个视野内发现36条以上的抗酸菌。

### 2. 菌落观察

（1）痰标本处理

① 酸处理法：取痰标本1～2mL于无菌试管内，加2% $H_2SO_4$溶液2～4倍量混匀后室温处理30min，在此期间振荡痰液2～3次，使痰液化，待接种。

② 碱处理法：取痰标本1～2mL于无菌试管内，加入40g/L NaOH溶液2～4倍量后置37℃孵箱内放置30min，在此期间振荡痰液2～3次，使痰液化，待接种。

③ 胰酶-新洁尔灭法：痰标本加入等量或1倍量1g/L胰酶液振荡消化数分钟，再加入等量0.3%新洁尔灭混匀，放置5min后，待接种。

（2）接种与培养：取消化后的痰液0.1mL均匀接种于L-J培养基斜面上，每份标本接种2支培养基，将试管15°角斜置，37℃孵育箱培养1周后将培养管直立于试管架上，继续培养至第8周。初次分离培养需要5%～10% $CO_2$。

（3）分枝杆菌纯培养物处理：将上述三种细菌纯培养物制备成$10^{-2}$mg/mL的菌悬液，分别接种0.1mL的菌悬液于PNB和TCH培养基中，37℃培养，每周观察一次，快速生长非结核分枝杆菌1周内可生长菌落，慢生长菌4周报告结果。

（4）结果判读：结核分枝杆菌在L-J培养基上的菌落干燥、粗糙、颗粒状，乳白色或米黄色，凸起，形似花菜心或粟米粒。于接种后第1周内观察两次，以后每周观察一次细菌生长情况，注意菌落形态、数量、色泽变化和出现的时间等。斜面上生长的菌落在20个以下，应报告菌落数；若多于20个菌落数以“+”表示，具体结果按下列标准报告：

+：斜面上生长20个菌落以上，占斜面1/4以下；

2+：斜面上菌落生长面积占斜面1/4以上、1/2以下；

3+：斜面上菌落生长面积占斜面1/2以上、3/4以下；

4+：斜面上菌落生长密集成菌苔。

阴性结果必须观察8周未见菌落生长方可报告。

### 3. 生化反应（触酶实验和耐热触酶实验）

① 原理：$H_2O_2$被触酶分解后产生$H_2O$及$O_2$，人型和牛型结核杆菌在pH7.0的PBS中，经68℃加温20min触酶活性钝化，当加入$H_2O_2$后不产气泡（不释放$O_2$）。而非结核分枝杆菌含有耐热触酶，加入$H_2O_2$后仍可产生大量气泡。

② 方法：首先取L-J培养基上生长丰满的菌落5～10mg，加入含0.067mol/L pH7.0的

PBS 0.5～1.0mL 的小试管内，制成细菌悬液。然后，将菌液管放入 68℃ 水浴内，保温 20min，取出冷却至室温。再沿管壁徐徐加入新鲜配制的 3% $H_2O_2$ 和 10% Tween-80 等量混合液 0.5mL，勿摇动。同时做耻垢分枝杆菌阳性对照、人型结核分枝杆菌阴性对照和空白试剂对照。

③ 结果判读：液面出现气泡者为阳性，20min 内无气泡者为阴性。人型和牛型结核分枝杆菌为阴性，耻垢分枝杆菌为强阳性，其他大多数非典型分枝杆菌也为阳性。

## 【注意事项】

1. 处理痰标本用的酸、碱或胰酶-新洁而灭不可随意提高其浓度和延长处理标本时间，否则将杀伤大多数结核分枝杆菌。
2. 接种标本于 L-J 培养基后，需反复倾斜培养管，使标本均匀分布。
3. 卡介苗（BCG）源于牛型结核分枝杆菌。

## 【讨论与思考】

1. 简述抗酸染色的原理及注意事项。
2. 简述痰标本不同方法处理的目的。

（倪　斌）

# 第七章 厌 氧 菌

## 一、破伤风梭菌

破伤风梭菌为一类专性厌氧、革兰染色阳性、有周鞭毛、无荚膜、在不利的条件下能形成芽胞且菌体细长的杆菌。此菌大量存在于人和动物肠道内，经粪便污染环境。当机体受外伤，伤口被带菌的土壤等污染，或分娩时使用不洁器械剪断脐带，此菌即可由破损的伤口侵入体内发芽繁殖，释放外毒素，引起破伤风。

**【目的】**

1. 掌握破伤风梭菌的形态特点和培养特性。
2. 熟悉破伤风梭菌的分离培养方法、一般鉴定原则、鉴别要点和常用方法。
3. 了解外毒素毒性测定的动物实验方法。

**【主要试剂、器材和动物】**

1. 菌种：破伤风梭菌的疱肉培养物。
2. 培养基：疱肉培养基，厌氧血琼脂平板，牛乳培养基，五糖（葡萄糖、乳糖、麦芽糖、甘露醇、蔗糖）发酵管。
3. 示教片：破伤风梭菌革兰染色和芽胞染色的示教片。
4. 试剂：革兰染色液，芽胞染色液，破伤风抗毒素。
5. 其他：凡士林，小白鼠，无菌注射器，无菌吸管，剪刀，镊子，玻片，厌氧袋或厌氧罐，水浴锅等。

**【方法与结果判读】**

1. 形态观察

(1) 革兰染色：镜下可见革兰阳性细长杆菌，散在排列。如培养 48h 后，多数细菌变为革兰阴性,且可见不着色的正圆形芽胞位于菌体顶端。

（2）芽胞染色

① 原理:根据细菌的芽胞和菌体对染料的亲和力不同,用不同的染料进行染色,使芽胞和菌体呈不同的颜色。芽胞具有厚而致密的壁,穿透性低且不易着色,若用一般染色法只能使菌体着色而芽胞不着色(芽胞呈无色透明状),当用弱碱性染料在加热的情况下进行染色时,此染料可以进入菌体及芽胞使其着色,进入菌体的染料可经水洗脱色,而进入芽胞的染料则难以透出。芽胞染色法就是根据芽胞既难以染色但一旦染上色后又难以脱色这一特点而设计的,所以芽胞染色法都基于同一个原则,采用着色力强的染料,并加热以促进标本着色,然后使菌体脱色,而芽胞上的染料仍保留,经复染后,菌体和芽胞呈现不同的颜色。

② 方法:a. 制片:用破伤风梭菌培养物涂片,干燥,火焰固定。b. 初染:滴加苯酚复红染液于制好的涂片上,用微火加热至染料冒蒸汽(切勿煮沸),维持5min,加热过程要随时添加染液,勿让标本干涸,待玻片冷却后水洗。c. 脱色:用95%乙醇脱色0.5~1min,水洗。d. 复染:滴加碱性美蓝液复染1min,水洗,干燥后镜检。

③ 结果判读:可见菌体细长呈蓝色,芽胞正圆形呈红色,位于菌体顶端,芽胞直径大于菌体,使菌体呈鼓槌状。

### 2. 培养物观察

（1）疱肉培养基中的生长表现:破伤风梭菌在疱肉培养基中生长良好,厌氧培养2~7天后培养液变混浊,肉渣部分消化微变黑,有少量气体。生成的甲基硫醇、$H_2S$等使培养物变臭。

（2）厌氧血琼脂平板上的生长表现:破伤风梭菌在血琼脂平板上呈扩散生长,形成圆形、扁平的灰白色菌落。菌落中心结实,边缘不齐、周边疏松似羽毛状,菌落周围有狭窄$\beta$溶血环,不易见到单个菌落。

### 3. 生化反应(五糖发酵与牛乳消化实验)

① 原理:不同的细菌具有不同的酶,因而对糖和蛋白质的分解能力不同,可作为厌氧菌的鉴定依据之一。

② 方法:将五糖发酵管与牛乳培养基置水浴中加热煮沸10min,迅速冷却,以驱除培养基中的空气。以无菌吸管吸取待检菌培养物,分别滴加于五糖发酵管与牛乳培养基中,接种完毕后在液面上加一薄层融化的凡士林。经35℃孵育24~48h,观察结果。

③ 结果判断:破伤风梭菌对葡萄糖、乳糖、麦芽糖、甘露醇和蔗糖均不分解,牛乳培养基无变化(表7-1)。

表 7-1 厌氧芽胞梭菌的生化反应特性

| 菌种 | 卵黄平板<br>卵磷脂酶 | 脂酶 | 明胶液化 | 牛乳消化 | 葡萄糖 | 麦芽糖 | 乳糖 | 蔗糖 | 甘露醇 |
|---|---|---|---|---|---|---|---|---|---|
| 破伤风梭菌 | - | - | + | d | - | - | - | - | - |
| 产气荚膜梭菌 | + | - | + | cd | + | + | + | + | + |
| 肉毒梭菌 | - | + | + | d | + | V | - | + | - |
| 艰难梭菌 | - | - | + | - | + | - | - | - | +/- |

注：+表示阳性；-表示阴性；+/-表示多数阳性；V 表示不定。牛乳消化实验中 d 表示消化；c 表示凝固；cd 表示既消化又凝固；-表示不消化不凝固。

### 4. 动物实验

① 原理：破伤风梭菌在创伤局部繁殖过程中产生痉挛毒素，由菌体释放的痉挛毒素经局部神经细胞吸收或经淋巴、血液到达中枢神经系统，通过阻止抑制性介质的释放，使肌肉活动的兴奋与抑制失调，造成强直性痉挛而致病。

② 方法：取两组小白鼠分别做毒力实验和保护力实验。毒力实验即在小白鼠尾根部皮下或肌内注射 0.1～0.25mL 培养滤液，保护力实验是用 0.5mL 培养滤液混以 1∶10 稀释的等量破伤风抗毒素注射小白鼠。

③ 结果判断：毒力实验阳性者，于注射后 12～24h 出现尾部僵直竖起、后腿强直或全身肌肉痉挛等症状，甚至死亡；保护力实验如不发病，表明保护力实验阳性，由此证明培养滤液中有破伤风毒素存在。

## 二、产气荚膜梭菌

产气荚膜梭菌为一类厌氧(但不十分严格)、革兰染色阳性、无鞭毛、有荚膜、菌体两端钝圆的粗大杆菌。此菌广泛存在于土壤、人和动物肠道中，能引起人和动物的多种疾病，是临床上引起气性坏疽病的病原菌中最多见的一种。

**【目的】**

1. 掌握产气荚膜梭菌的形态特点和培养特性。
2. 熟悉产气荚膜梭菌的分离培养方法、一般鉴定原则、鉴别要点和常用方法。
3. 了解外毒素毒性测定的动物实验方法。

【主要试剂、器材和动物】

1. 菌种:产气荚膜梭菌的疱肉培养物。

2. 培养基:疱肉培养基,厌氧血琼脂平板,牛乳培养基,五糖(葡萄糖、乳糖、麦芽糖、甘露醇、蔗糖)发酵管,卵黄琼脂平板,溴甲酚紫牛乳培养基。

3. 示教片:产气荚膜梭菌革兰染色和荚膜染色的示教片。

4. 试剂:革兰染色液,荚膜染色液,卵磷脂酶抗血清,产气荚膜梭菌抗血清。

5. 其他:凡士林,小白鼠,无菌注射器,无菌吸管,剪刀,镊子,玻片,厌氧袋或厌氧罐,水浴锅等。

【方法与结果判读】

1. 形态观察

(1) 革兰染色:可见革兰阳性粗大杆菌,两端钝圆,单个或散在排列。不着色的芽胞呈卵圆形,直径小于菌体,位于菌体中央或次极端。但标本中常看不到芽胞,只可见菌体周围有明显不着色荚膜。

(2) 荚膜染色

① 原理:由于荚膜与染料间的亲和力弱,不易着色,通常采用负染色法染荚膜,即设法使菌体和背景着色而荚膜不着色,从而使荚膜在菌体周围呈一透明圈。由于荚膜的含水量在90%以上,故染色时一般不加热固定,以免荚膜皱缩变形。

② 方法:a. 制片:用产气荚膜梭菌涂片,干燥,火焰固定。b. 初染:用 Tyler 染色液染 5 ~ 7min。c. 脱色:用20% $CuSO_4$ 水溶液洗去结晶紫,脱色要适度(冲洗2遍)。用吸水纸吸干,并立即加1 ~ 2滴香柏油于涂片处,以防止 $CuSO_4$ 结晶的形成。干燥后镜检。

③ 结果判读:背景蓝紫色,菌体紫色,荚膜无色或浅紫色。

2. 培养物观察

(1) 疱肉培养基中的生长表现:产气荚膜梭菌在疱肉培养基中生长迅速,呈混浊生长,肉渣呈粉红色,不被消化,产生大量气体。生成的甲基硫醇、$H_2S$ 等使培养物变臭。

(2) 厌氧血琼脂平板上的生长表现:产气荚膜梭菌在血琼脂平板上形成圆形、凸起、表面光滑、边缘整齐、直径2 ~ 4mm 的菌落。多数菌株有双层溶血环,内环呈 $\beta$ 溶血为狭窄透明的溶血环,外环呈 $\alpha$ 溶血为较宽的不完全溶血环。

3. 生化反应

(1) 五糖发酵与牛乳消化实验

① 原理:不同的细菌具有不同的酶,因而对糖和蛋白质的分解能力不同,可作为厌氧菌的鉴定依据之一。

② 方法:将五糖发酵管与牛乳培养基置水浴中加热煮沸10min,迅速冷却,以驱除培养

基中的空气。以无菌吸管吸取待检菌培养物,分别滴加于五糖发酵管与牛乳培养基中,接种完毕后,在液面上加一薄层融化的凡士林。经35℃孵育24~48h,观察结果。

③ 结果判断:产气荚膜梭菌对葡萄糖、乳糖、麦芽糖、甘露醇、蔗糖均可分解,产酸产气,牛乳凝固、胨化变清(表7-1)。

(2)汹涌发酵实验

① 原理:产气荚膜梭菌能迅速分解乳糖产酸,使酪蛋白凝固,并产生大量气体,将凝固的酪蛋白冲散形成分散的海绵状碎块,并将培养基表面的凡士林冲至试管塞处,此为"汹涌发酵"现象。

② 方法:用无菌吸管(或接种环)取产气荚膜梭菌疱肉培养物接种于溴甲酚紫牛乳培养基上,置35℃孵育18~24h,观察结果。

③ 结果判断:一般于孵育6h后即可见"汹涌发酵"现象(表7-1)。

(3)卵磷脂酶实验和Nagler实验

① 原理:产气荚膜梭菌能产生卵磷脂酶,在卵黄琼脂平板上,能将培养基中可溶性的磷脂酰胆碱分解生成磷酸胆碱和不溶性的二脂酰甘油酯,后者在菌落周围形成不透明区(乳白色环),此为卵磷脂酶实验阳性。此反应可被相应的抗血清抑制,若在接种细菌前先将卵磷脂酶抗血清(抗体)涂在琼脂平板上,由于抗原(卵磷脂酶)与抗体发生中和反应,则菌落周围不形成不透明区(即无乳白色环),称为Nagler实验阳性。这两个实验可确证该菌能产生卵磷脂酶。

② 方法:将卵黄琼脂平板划为两个区,其中一半均匀涂上产气荚膜梭菌抗血清,置35℃待干后,将待检菌先在未涂抗血清区划线接种,然后接种于已涂过血清的另一半平板,置35℃厌氧孵育24~48h,观察结果。

③ 结果判读:未涂抗血清的一半平板,菌落周围形成较大的混浊不透明区,表示卵磷脂酶实验阳性;涂抗血清的一侧,菌落周围无不透明区,表示卵磷脂酶活性已被抗毒素中和,为Nagler实验阳性;如两侧菌落周围均无不透明区,表示该菌不产生卵磷脂酶。产气荚膜梭菌卵磷脂酶实验为阳性,破伤风梭菌、肉毒梭菌及艰难梭菌为阴性(表7-1)。

4. 动物实验

① 原理:产气荚膜梭菌接种于小白鼠腹腔后,可使小白鼠各脏器肿胀,并有许多气泡,尤以肝脏为甚,称为海绵肝或泡沫肝。

② 方法:将产气荚膜梭菌培养液0.5mL注射入小白鼠腹腔,5min后断髓处死,置37℃孵育4~6h,观察小白鼠腹腔是否膨胀有气肿现象,然后解剖小白鼠,观察各脏器,尤其是肝脏的变化。

③ 结果判读:小白鼠腹部膨胀,剖检时腹部放出大量气体,各脏器均肿胀,并有许多气泡,尤以肝脏为甚,呈泡沫肝。取内脏组织涂片、革兰染色镜检,可见具有荚膜的革兰阳性粗大杆菌。

# 三、肉毒梭菌

肉毒梭菌为一类专性厌氧、革兰染色阳性、有周鞭毛、无荚膜的短杆状的粗大杆菌。此菌是一种腐物寄生菌，主要存在于土壤中，能产生肉毒毒素引起人和动物肉毒病。

**【目的】**

1. 掌握肉毒梭菌的形态特点和培养特性。
2. 熟悉肉毒梭菌的分离培养方法、一般鉴定原则、鉴别要点和常用方法。
3. 了解外毒素毒性测定的动物实验方法。

**【主要试剂、器材和动物】**

1. 菌种：肉毒梭菌的疱肉培养物。
2. 培养基：疱肉培养基，厌氧血琼脂平板，牛乳培养基，五糖（葡萄糖、乳糖、麦芽糖、甘露醇、蔗糖）发酵管，卵黄琼脂平板。
3. 示教片：肉毒梭菌革兰染色和芽胞染色的示教片。
4. 试剂：革兰染色液，芽胞染色液，肉毒梭菌多型混合抗毒素诊断血清。
5. 其他：凡士林，小白鼠，无菌注射器，无菌吸管，剪刀，镊子，玻片，厌氧袋或厌氧罐，水浴锅等。

**【方法和结果判读】**

## 1. 形态观察

（1）革兰染色：可见革兰阳性的粗大杆菌，两端钝圆，单独或成双排列，且可见不着色的卵圆形芽胞位于菌体次极端。

（2）芽胞染色：可见菌体细长呈蓝色，芽胞卵圆形呈红色，直径大于菌体，位于菌体次极端，使细菌呈网球拍状。

## 2. 培养物观察

（1）疱肉培养基中的生长表现：肉毒梭菌在疱肉培养基中生长旺盛，呈均匀混浊，产生少量气体，肉渣被消化变成黑色。生成的甲基硫醇、$H_2S$ 等使培养物有腐败性恶臭。

（2）厌氧血琼脂平板上的生长表现：肉毒梭菌在血琼脂平板上培养 48h 后形成较大的直径为 3～5mm、灰白色、半透明、有光泽、边缘薄、弥散而不规则、表面粗糙如毛玻璃样的菌落，有 $\beta$ 溶血环。

### 3. 生化反应

(1) 五糖发酵与牛乳消化实验

① 原理:不同的细菌具有不同的酶,因而对糖和蛋白质的分解能力不同,可作为厌氧菌的鉴定依据之一。

② 方法:将五糖发酵管与牛乳培养基置水浴中加热煮沸 10min,迅速冷却,以驱除培养基中的空气。以无菌吸管吸取待检菌培养物,分别滴加于五糖发酵管与牛乳培养基中,接种完毕后,在液面上加一薄层融化的凡士林。经 35℃孵育 24 ~48h,观察结果。

③ 结果判断:肉毒梭菌能分解葡萄糖、麦芽糖与蔗糖,不分解乳糖与甘露醇,牛乳培养基一般无变化(表 7-1)。

(2) 脂酶实验

① 原理:某些厌氧菌能产生脂酶,作用于卵黄中的游离脂肪,产生甘油和不溶性游离脂肪酸,在菌落下面的培养基中形成局限的不透明区,并于菌落表面产生一层珠光层(为一薄层脂肪酸,其融点在 37℃以下,因此不能进入培养基,只能漂浮在菌落表面)。

② 方法:将待检菌接种于卵黄琼脂平板上,置 35℃厌氧孵育 48 ~72h,观察结果。

③ 结果判读:菌落表面有珠光层,菌落下面的培养基中有不透明区者为脂酶实验阳性。各型肉毒梭菌(G 型除外)脂酶实验阳性,破伤风梭菌、产气荚膜梭菌及艰难梭菌脂酶实验阴性。

### 4. 动物实验(肉毒毒素检测)

① 原理:肉毒梭菌产生的肉毒毒素,是已知最剧烈的神经外毒素,肉毒毒素被吸收进入血循环,作用于外周胆碱能神经,抑制神经肌肉接点处神经介质乙酰胆碱的释放,导致弛缓性麻痹而出现相应的临床表现。

② 方法

滤液的准备:取肉毒梭菌液体培养物离心,取上清滤过除菌备用。

毒力实验和保护力实验:将小白鼠分成三组,每组 2 只,分别做毒力实验、保护力实验和阴性对照。毒力实验即在小白鼠腹腔注射处理过的上清滤过除菌液,每只 0.5mL,观察 4 天;保护力实验即先将上述上清滤过除菌液与等量的肉毒梭菌多型混合抗毒素诊断血清混匀,37℃作用 30min,然后注射入小白鼠腹腔,每只 0.5mL,观察 4 天;阴性对照即在小白鼠腹腔注射煮沸 10min 的上述上清滤过除菌液,每只 0.5mL,观察 4 天。

③ 结果判读:毒力实验组注射液中若有肉毒毒素存在,小白鼠一般多在注射后 24h 内发病、死亡,主要症状为竖毛、四肢瘫软、呼吸困难、呼吸呈风箱式、腰部凹陷宛若蜂腰,最终死于呼吸麻痹。保护力实验组和阴性对照组若小白鼠均获保护存活,而唯有毒力实验组小白鼠以特有症状死亡,则可判定待检样中有肉毒毒素存在。

# 四、艰难梭菌

艰难梭菌为一类专性厌氧、革兰染色阳性、有鞭毛、无荚膜的粗长杆菌。此菌是人类肠道中的正常菌群,易引起以发热、腹痛、水样腹泻及伪膜性肠炎为主要症状的艰难梭菌相关性腹泻。

## 【目的】

1. 掌握艰难梭菌的形态特点和培养特性。
2. 熟悉艰难梭菌的分离培养方法、一般鉴定原则、鉴别要点和常用方法。
3. 了解艰难梭菌毒素的动物毒性实验。

## 【主要试剂、器材和动物】

1. 菌种:艰难梭菌。
2. 培养基:疱肉培养基,厌氧血琼脂平板,牛乳培养基,五糖(葡萄糖、乳糖、麦芽糖、甘露醇、蔗糖)发酵管,卵黄琼脂平板,环丝氨酸-头孢甲氧噻吩-果糖-卵黄琼脂(CCFA)平板培养基,明胶培养基。
3. 示教片:艰难梭菌革兰染色和芽胞染色的示教片。
4. 试剂:革兰染色液,芽胞染色液。
5. 其他:凡士林,无菌注射器,无菌吸管,镊子,玻片,厌氧袋或厌氧罐,水浴锅等。

## 【方法和结果判读】

### 1. 形态观察

(1) 革兰染色:可见革兰阳性的粗大杆菌(但培养2天后易转为革兰阴性),两端钝圆,且可见不着色的卵圆形芽胞位于菌体次极端。

(2) 芽胞染色:可见菌体粗长呈蓝色,芽胞卵圆形呈红色,直径大于菌体,位于菌体次极端。

### 2. 培养物观察

(1) CCFA平板培养基上的生长表现:艰难梭菌在CCFA平板培养基上培养48h后形成较大的直径为3~5mm、圆形略突起、黄色、不透明、边缘不整齐、表面粗糙的菌落,且可形成芽胞。在紫外灯照射下可见特殊的黄绿色荧光。

(2)厌氧血琼脂平板上的生长表现:艰难梭菌在血琼脂平板上培养48h后形成较大的

直径为3～5mm、圆形略凸起、白色或淡黄色、不透明、边缘不整齐、表面粗糙的菌落，不溶血。

3. 生化反应

（1）五糖发酵与牛乳消化实验

① 原理：不同的细菌具有不同的酶，因而对糖和蛋白质的分解能力不同，可作为厌氧菌的鉴定依据之一。

② 方法：将五糖发酵管与牛乳培养基置水浴中加热煮沸10min，迅速冷却，以驱除培养基中的空气。以无菌吸管吸取待检菌培养物，分别滴加于五糖发酵管与牛乳培养基中，接种完毕后在液面上加一薄层融化的凡士林。经35℃孵育24～48h，观察结果。

③ 结果判读：艰难梭菌能分解葡萄糖、甘露醇，不分解乳糖、麦芽糖与蔗糖，牛乳培养基上不凝固和不消化牛乳（表7-1）。

（2）明胶液化实验

① 原理：明胶是一种动物蛋白，能在20℃凝固，高于20℃时液化。某些厌氧菌有明胶酶，能使明胶分解为多肽和氨基酸，从而失去凝固力，使半固体的明胶培养基变为流动的液体。

② 方法：将待检菌以较大量穿刺接种于明胶管中，另外放一未接种细菌的明胶管作对照，于20～22℃培养5～7天，每天观察结果（若于35℃培养因培养温度高而使明胶本身液化，故应将培养物静置于4℃冰箱30min后，再观察其是否被细菌液化）。

③ 结果判读：对照管20～22℃时应凝固，接种细菌的明胶管呈液化状态；若于35℃培养，对照管在35℃时呈液化状态，置4℃冰箱中应凝固，而接种细菌的明胶管35℃培养呈液化状态，后置4℃冰箱中30min仍不凝固者为阳性，凝固者为阴性（表7-1）。

## 【注意事项】

1. 应掌握所用菌种的菌龄，以大部分细菌已形成芽胞为宜。

2. 芽胞染色应注意控制水浴加热时间，且取菌量不宜太少。

3. 一些梭状芽胞杆菌常被染成革兰阴性，导致鉴定错误，应注意鉴别。必要时可用氢氧化钾拉丝实验协助判断。

4. 在厌氧菌的分离培养、鉴定的全过程中均应防止氧气进入，尤其是艰难梭菌对氧特别敏感，因此，艰难梭菌的培养从标本采集到培养鉴定均应在严格无氧环境下进行。

## 【讨论与思考】

1. 采集标本应注意避免正常菌群的污染。对预采集标本部位应首先清除污物，再用2%～25%碘伏和75%乙醇消毒，防止皮肤表面污染菌（需氧菌）混入标本而影响检测结果，盛放标本的容器必须在用前进行灭菌。

2. 采集标本应尽量排除氧的影响。标本采集后应立即接种到营养丰富、新鲜且含有还原剂的培养基中，且所有接种的菌株暴露于有氧环境中不得超过20min。

3. 破伤风梭菌根据破伤风的典型临床表现即可做出诊断，故一般不做细菌学检查。必要时可通过直接涂片镜检、厌氧培养和毒力实验进行微生物检验。

4. 产气荚膜梭菌可根据厌氧培养有细菌生长及形态染色特点进行初步判断，然后根据鉴定依据各项指标进行最后鉴定，并做出报告“厌氧培养有产气荚膜梭菌生长”。如无细菌生长，应继续培养 7 天，仍无细菌生长时，即可报告“厌氧培养 7 天后无细菌生长”。

5. 鉴定肉毒梭菌的重点是检测肉毒毒素。食物中毒患者可取粪便、剩余食物分离病菌，同时检测粪便、食物和患者血清中的毒素活性。婴儿肉毒病应取粪便分离病菌并检测毒素。

## 五、无芽胞厌氧菌

无芽胞厌氧菌种类繁多，是寄生于人和动物体内的正常菌群，在特定的条件下引起内源性感染。感染往往无特定的病型，大多为化脓性感染，感染部位遍及全身。在感染中，往往同时存在几种厌氧菌，还可能存在需氧或兼性厌氧菌，故应结合病情和标本中出现的优势菌做出厌氧感染的判断。

**【目的】**

1. 掌握脆弱类杆菌、产黑色素普雷沃菌和厌氧消化链球菌的形态特点及培养特性。
2. 熟悉无芽胞厌氧菌的一般鉴定原则和常用鉴别方法。

**【主要试剂、器材和动物】**

1. 菌种：脆弱类杆菌，产黑色素普雷沃菌和厌氧消化链球菌的疱肉培养物。

2. 培养基：厌氧血琼脂平板，类杆菌-胆汁-七叶苷（BBE）琼脂平板，七叶苷琼脂培养基，20% 胆汁培养基，明胶培养基。

3. 试剂：革兰染色液，0.2g/L 七叶苷水溶液，200g/L 糖溶液，20g/L 尿素，L-色氨酸基质液，0.5g/L 硝酸钠溶液，糖发酵缓冲液，0.025mol/L pH6.0 酚红磷酸盐缓冲液，0.025mol/L pH6.8磷酸盐缓冲液，硝酸盐还原试剂甲液、乙液，二甲苯，欧氏试剂等。

4. 其他：无菌吸管，蒸馏水，透明微孔板，厌氧罐或厌氧袋，紫外灯，水浴锅等。

**【方法与结果判读】**

### 1. 形态观察

革兰染色：脆弱类杆菌为革兰阴性短杆菌，两端钝圆而浓染，菌体中间不易着色，染色较浅似空泡，有荚膜。陈旧培养物常呈多形性。产黑色素普雷沃菌为革兰阴性球杆菌，两端钝圆，着色不均，有浓染和空泡，有时呈多形性，成双或短链排列；厌氧消化链球菌为革兰阳性球菌，但易染成阴性，球形或卵圆形，大小不等，成双或呈短链状排列。

## 2. 培养物观察

（1）脆弱类杆菌：在厌氧血琼脂平板上生长良好，培养 24～48h 后形成直径 1～3mm、圆形、中心略凸起、半透明、灰白色、边缘整齐、表面光滑的菌落，多数菌株不溶血。在 BBE 平板上生长旺盛，能分解胆汁-七叶苷，使培养基呈黑色，菌落较大，菌落周围有黑色晕圈。

（2）产黑色素普雷沃菌：在厌氧血琼脂平板上生长良好，缓慢生长，经 2～3 天孵育后形成直径为 0.5～3mm、圆形、凸起、不透明的菌落，多数菌株呈 $\beta$ 溶血。在黑色素产生之前，用波长 366nm 紫外线照射，可见红色荧光，以后逐渐转为褐黑色和棕色菌落，5～7 天后转为黑色菌落，色素出现后荧光即消失。

（3）厌氧消化链球菌：在厌氧血琼脂平板上形成直径为 0.5～1mm、圆形、凸起、不透明、灰白色、表面光滑、边缘整齐的小菌落，一般不溶血。

## 3. 生化反应

（1）七叶苷水解实验

① 原理：某些细菌产生七叶苷水解酶，能水解七叶苷，生成七叶素。七叶素与培养基中枸橼酸铁的 $Fe^{2+}$ 反应，生成棕黑色化合物。

② 方法：a. 斜面法：将脆弱类杆菌和产黑色素普雷沃菌分别接种在七叶苷琼脂斜面上，经 24～48h 厌氧培养，观察结果。b. 微量斑点法：将 0.2g/L 七叶苷水溶液（淡蓝色）滴加于透明微孔板中的 3 孔，再于各孔分别加 1 滴脆弱类杆菌和产黑色素普雷沃菌的菌液及蒸馏水（对照），置 35℃ 培养 30～60min 后，置 366nm 紫外灯下照射，进行观察。

③ 结果判读：斜面法中培养基变黑表示七叶苷已经水解，为阳性。微量斑点法中对照孔呈淡蓝色荧光，加菌液孔无荧光者为阳性，说明被水解后荧光消失，与对照相同者则为阴性。脆弱类杆菌能水解七叶苷为阳性反应，产黑色素普雷沃菌一般不水解七叶苷为阴性反应。

（2）20% 胆汁（或 2g/L 胆盐）刺激生长实验

① 原理：胆汁能抑制许多厌氧菌的生长，可能因为胆盐能降低细胞膜表面张力，损伤细胞膜。但脆弱类杆菌和其他少数厌氧菌却能利用胆汁作为其营养物质，故生长旺盛。

② 方法：将脆弱类杆菌和产黑色素普雷沃菌分别以相同菌量接种至 20% 胆汁（或 2g/L 胆盐）培养基和不含胆汁的对照管中，置 35℃ 培养 24～48h。

③ 结果判读：如果含胆汁的培养管中细菌生长旺盛（2+），而不含胆汁的对照管中细菌生长一般（+），说明胆汁刺激生长实验阳性；在含胆汁的培养管中抑制生长者为阴性。脆弱类杆菌胆汁刺激生长实验阳性，产黑色素普雷沃菌胆汁刺激生长实验为阴性。

（3）明胶液化实验

① 原理：明胶是一种动物蛋白，能在 20℃ 凝固，高于 20℃ 时液化。某些厌氧菌有明胶酶，能使明胶分解为多肽和氨基酸，从而失去凝固力，使半固体的明胶培养基变为流动的液体。

② 方法:将待检菌以较大量穿刺接种于明胶管中,另外放一未接种细菌的明胶管作对照,于20~22℃培养5~7天,每天观察结果(若于35℃培养因培养温度高而使明胶本身液化,故应将培养物静置4℃冰箱30min后,再观察其是否被细菌液化)。

③ 结果判读:对照管在20~22℃时应凝固,接种细菌的明胶管呈液化状态;若于35℃培养,对照管在35℃时呈液化状态,置4℃冰箱中应凝固,而接种细菌的明胶管35℃培养呈液化状态后置4℃冰箱中30min仍不凝固者为阳性,凝固者为阴性。脆弱类杆菌和厌氧消化链球菌明胶液化实验为阴性,产黑色素普雷沃菌明胶液化实验为阳性。

(4) 胞外酶快速生化实验

① 原理:有些细菌含有已合成的特异性酶,当其作用于基质时,能发生特异性的酶促反应,迅速使基质分解产生各种可见的变化。实验时,将高浓度的细菌接种到高浓度的基质中,由于菌量大,携带的酶也多,基质量充分,故反应速度快。由于细菌不需要再繁殖,故不必厌氧培养,只需在普通环境下置37℃孵育4h,即能观察结果。

② 方法:用直径2mm的接种环取一满环待测细菌,加于0.5mL磷酸盐缓冲液中配成浓厚菌液,再按表7-2进行操作,在一次性微量板中依次加入基质和浓菌液,并观察结果。

**表7-2 胞外酶快速生化实验**

| | 糖发酵实验 | 脲酶实验 | 吲哚实验 | 硝酸还原实验 |
|---|---|---|---|---|
| 基质 | 200g/L糖溶液<br>2滴 | 20g/L尿素水溶液<br>3滴 | L-色氨酸液<br>4滴 | 0.5g/L硝酸钠溶液<br>2滴 |
| 缓冲液 | 糖发酵缓冲液<br>5滴 | 0.025mol/L pH6.0酚红磷酸盐缓冲液3滴 | — | 0.025mol/L pH6.8<br>磷酸盐缓冲液2滴 |
| 浓菌液 | 2滴 | 2滴 | 2滴 | 2滴 |
| 需氧条件下,35~37℃水浴4h | | | | |
| 添加试剂 | | | 二甲苯2滴,混匀,再加欧氏试剂3滴 | 硝酸盐还原试剂甲液及乙液各3滴,混匀 |
| 阳性结果(+) | 黄色 | 红色 | 红色 | 红色 |
| 阴性结果(-) | 红色 | 黄色 | 不变色 | 不变色 |

注:该实验已有商品试剂盒出售,也可参照试剂盒说明进行操作。

③ 结果判读:脆弱类杆菌、产黑色素普雷沃菌和厌氧消化链球菌的生化实验结果见表7-3。目前,各种商品化的快速装置都是以测定厌氧菌胞外酶活性为原理,在4h内就可对厌氧菌做出鉴定,比常规方法缩短了24~48h。

**表7-3 脆弱类杆菌、产黑色素普雷沃菌和厌氧消化链球菌的生化特性**

| 细菌 | 20%胆汁生长 | 葡萄糖 | 乳糖 | 七叶苷 | 明胶液化 | 脲酶 | 吲哚 | 硝酸盐 |
|---|---|---|---|---|---|---|---|---|
| 脆弱类杆菌 | + | + | + | + | - | - | - | - |
| 产黑色素普雷沃菌 | - | + | + | -/+ | + | - | - | - |
| 厌氧消化链球菌 | - | + | - | - | - | - | - | - |

【注意事项】

1. 无芽胞厌氧菌对氧特别敏感，因此在对无芽胞厌氧菌进行分离培养、鉴定的全过程中均应防止氧气进入。标本采集后应在20～30min内处理完毕，最迟不超过2h。

2. 每次进行厌氧培养前，应检查厌氧罐（或厌氧袋）是否完好，不能漏气。

3. 钯粒在每次使用前应进行活化，可将钯粒放在电炉上加热至灼红即可。

4. 胞外酶快速生化实验中，由于细菌不需要再繁殖，故亦不需厌氧培养，只需在有氧条件下置37℃孵育4h，即可观察结果。

【讨论与思考】

1. 许多无芽胞厌氧菌是人体的正常菌群，在采集标本时应注意避免正常菌群的污染。应该采集没有正常菌群污染的标本。最可靠的标本是切取或活检得到的组织标本、从感染深部吸取的渗出物或脓汁。因厌氧菌对氧敏感，采集的标本宜立刻放入特制的厌氧标本瓶中，迅速送检。

2. 分离培养与鉴定是证实无芽胞厌氧菌感染的关键步骤。标本应立即接种到营养丰富、新鲜、含有还原剂的特殊培养基或选择培养基中，牛心脑浸液血平板最常用。在厌氧环境中进行接种，置于37℃厌氧培养2～3天，如无菌生长，需继续培养至1周。

3. 在感染中，往往同时存在需氧菌或兼性厌氧菌，所以当在厌氧平板上有菌生长时，为了确定是否为厌氧菌，必须做耐氧实验。即挑取生长的菌落接种在两块血平板上，分别置有氧和无氧环境中培养，兼性厌氧菌在两种环境中都能生长，需氧菌只能在有氧环境中生长，专性厌氧菌只能在厌氧环境中生长。获得纯培养后，再经生化反应进行鉴定。

4. 利用气液相色谱检测细菌代谢终末产物，可对无芽胞厌氧菌做出快速鉴定，需氧菌和兼性厌氧菌只能产生乙酸，厌氧菌能产生其他短链脂肪酸（如丁酸、丙酸）。核酸杂交、PCR等法也可对一些无芽胞厌氧菌做出迅速和特异性诊断。

5. 产黑色素普雷沃菌在培养基中加入氯化血红素（1μg/mL）和维生素$K_1$（0.1μg/mL）可促进生长，其黑色素只有在含有血液（以兔和人血为好）的培养基上才能产生。厌氧消化链球菌营养要求较高，需羊血和血清培养基才能生长。

（王文红）

# 第八章　螺　旋　体

螺旋体(Spirochete)是一种细长、柔软、弯曲呈螺旋状、运动活泼的原核细胞型微生物。在分类学上的地位介于细菌与原虫之间。它与细菌的相似之处是:具有与细菌相似的细胞壁,内含脂多糖和胞壁酸,以二分裂方式繁殖,无定型核(属原核型细胞),对抗生素敏感。与原虫的相似之处有:体态柔软,细胞壁与细胞膜之间绕有弹性轴丝,借助它的屈曲和收缩能活泼运动,易被胆汁或胆盐溶解。在分类学上由于更接近细菌而归属在细菌的范畴。

螺旋体广泛分布在自然界和动物体内,种类很多,有的有致病性,有的无致病性。根据螺旋的数目、大小和规则程度及两螺旋间的距离分为三科五属,其中对人有致病性的有3个属,分别为:

1. 钩端螺旋体属(Leptospira):螺旋数目较多,螺旋较密,比密螺旋体更细密而规则,菌体一端或两端弯曲呈钩状,本属中有一部分能引起人及动物的钩端螺旋体病。

2. 密螺旋体属(Treponema):有8~14个较细密而规则的螺旋,对人致病的主要是梅毒螺旋体、雅司螺旋体和品他螺旋体。梅毒螺旋体通过性接触传播,雅司螺旋体和品他螺旋体通过其他接触途径传播。

3. 疏螺旋体属(Borrelia):有5~10个稀疏而不规则的螺旋,其中对人致病的有回归热螺旋体、奋森螺旋体及莱姆(Lyme)病螺旋体。回归热螺旋体引起回归热;奋森螺旋体常与梭形杆菌共生,共同引起咽炎、溃疡性口腔炎等;莱姆病螺旋体能引起慢性游走性红斑,又称莱姆病,该螺旋体命名为伯氏疏螺旋体。

三属螺旋体的生物学特性见表8-1。

**表8-1　病原性螺旋体的生物学特性**

| 特性 | 形态 | 常用染色法 | 培养 | 抵抗力 | 抗原性 | 储存宿主 | 所致疾病 |
|---|---|---|---|---|---|---|---|
| 钩端螺旋体 | 螺旋细密两端呈钩状 | 镀银法 | 需氧,28~30℃,pH6.8~7.5培养3~4天 | 中性水中能存活20天以上,酸性水中很快死亡 | 稳定、有型及群、属特异性,群及属抗原间有交叉 | 野生鼠类、猪、牛等家畜 | 钩端螺旋体病 |
| 疏螺旋体 | 螺旋稀疏,旋幅不一,呈波浪状 | 瑞氏或吉姆萨法 | 微需氧、培养不佳 | 血液中室温下存活60天以上,0℃下至少活100天 | 易变,属内抗原有交叉,型、株的抗原特异性高 | 人虱、蜱 | 莱姆病、回归热、咽炎等 |
| 密螺旋体 | 螺旋细密规则、两端尖直 | 镀银法 | 厌氧、培养不佳 | 自然环境下不能存活 | 较稳定,有种属特异性,属内抗原有交叉 | 动物、人 | 梅毒、雅司病等 |

螺旋体感染的微生物学检查程序如图8-1。常用形态学和血清学方法进行检查，螺旋体中只有钩端螺旋体能进行人工培养。

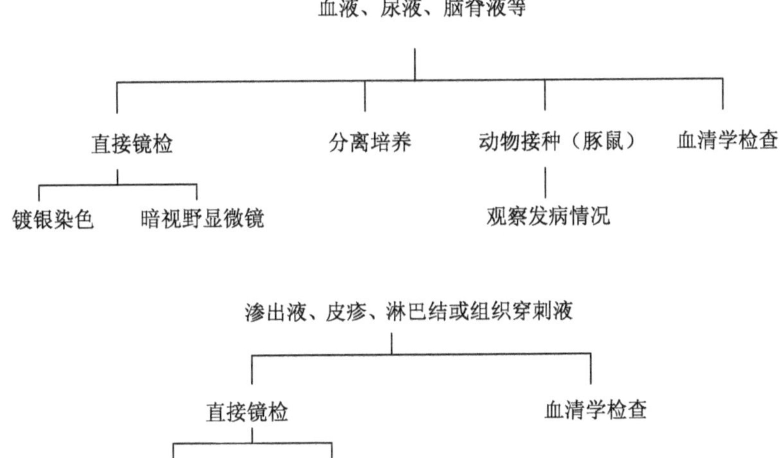


**图8-1 螺旋体感染的微生物学检查程序**

# 一、螺旋体的形态学观察

螺旋体是一种细长、柔软、弯曲呈螺旋状、运动活泼的原核细胞型微生物，常用镀银染色法、瑞氏或吉姆萨染色法和暗视野显微镜法进行形态学检查。

**【目的】**

1. 掌握几种致病性螺旋体的形态特征。
2. 掌握常见的螺旋体形态学检查方法。

**【主要试剂、器材和动物】**

1. 菌种：钩端螺旋体液体培养物。
2. 示教片：钩端螺旋体，梅毒螺旋体，回归热螺旋体形态示教片。
3. 试剂：冯泰那镀银染色液，墨汁负染色液。
4. 其他：载玻片，牙签，生理盐水，暗视野显微镜等。

【方法】

1. 口腔中螺旋体的染色检查方法

（1）冯泰那镀银染色法：取玻片，于中央加 1 滴生理盐水，用牙签取牙垢少许与盐水混匀做涂片。待涂片干燥后滴加固定液，固定 1min 后，用水冲洗。滴加媒染剂，加温至有蒸汽出现，作用 30s，水洗。加硝酸银染液，微加温，染色约 30s，水洗，干燥镜检。

（2）墨汁负染法：加一小滴印度墨汁于载玻片上，用牙签取牙垢与之混匀，涂成均匀厚片，待其自然干燥后镜检。

2. 暗视野显微镜观察

用接种环取钩端螺旋体培养物于载玻片上，加盖玻片制成压滴标本，于暗视野显微镜下用油镜进行观察。

【结果判读】

1. 在镀银染色的牙垢标本中，背景染成淡黄褐色至棕黑色，奋森螺旋体呈棕褐色或黑褐色，形态细长弯曲。在墨汁负染的牙垢标本中，黑暗的背景下可见发亮的、细长弯曲的奋森螺旋体。在暗视野显微镜黑暗的背景下，可见闪烁发光的钩体，一端或两端弯曲成钩状，运动活泼，出现翻转、滚动等运动。

2. 钩端螺旋体镀银染色标本中，背景为淡黄褐色至棕黑色，菌体为棕褐色，一端或两端呈钩状弯曲，螺旋不太清楚，表面整齐，粗细均匀。

3. 梅毒螺旋体镀银染色标本中，颜色与钩端螺旋体相似。但菌体小而纤细，两端尖直，有 8～12 个规则的弯曲，且缠绕紧密。

4. 回归热螺旋体吉姆萨染色标本中，螺旋体为紫红色或红色，纤细柔软，有 4～8 个稀疏而不规则的弯曲。

【注意事项】

1. 口腔中的螺旋体染色检查，牙垢涂片不宜太厚，否则会导致背景过脏，影响对螺旋体的观察。

2. 钩端螺旋体培养物从培养箱中取出后，不宜在室温存放过长时间，应尽快制成标本进行暗视野显微镜观察，否则会影响其运动能力。

【讨论与思考】

常用的螺旋体形态学检查方法，如镀银染色法、墨汁负染法、瑞氏或吉姆萨染色法以及暗视野显微镜法等，各有什么特点？如何选用？

# 二、钩端螺旋体的培养和凝集-溶解实验

【目的】

1. 熟悉钩端螺旋体的培养特性。
2. 熟悉钩端螺旋体凝集-溶解实验的原理、操作及结果判定。

【主要试剂、器材和动物】

1. 菌种:已知型别的钩端螺旋体液体培养物。
2. 血清:与上述菌种同型的钩端螺旋体抗血清及钩端螺旋体感染患者血清。
3. 培养基:Korthof 培养基。
4. 其他:暗视野显微镜,微量吸管,载玻片,盖玻片等。

【方法】

1. 培养:将已知型别的钩端螺旋体接种于 Korthof 培养基中,置 28℃培养 1 ~2 周。

2. 稀释血清:按表 8-2 用生理盐水分别稀释钩端螺旋体抗血清及患者血清,分别加入微孔板(每排 1 ~6 孔)中,每孔加入 100μL ,第 7 孔加 100μL 生理盐水作为对照。所设稀释血清排数依钩端螺旋体标准株型的数目而定。

3. 加抗原:于各排孔内加不同型别的生长良好的钩端螺旋体培养液 100μL,混匀后置 37℃作用 2h(表 8-2)。

**表 8-2 钩端螺旋体凝集-溶解实验(微孔板法)** μL

| 孔号 | 1 | 2 | 3 | 4 | 5 | 6 | 7 |
|---|---|---|---|---|---|---|---|
| 血清稀释度 | 1 : 50 | 1 : 100 | 1 : 150 | 1 : 200 | 1 : 400 | 1 : 800 | 对照 |
| 被检血清量 | 100 | 100 | 100 | 100 | 100 | 100 | - |
| 生理盐水 | - | - | - | - | - | - | 100 |
| 不同型钩端螺旋体培养液 | 100 | 100 | 100 | 100 | 100 | 100 | 100 |
| 最终血清稀释度 | 1 : 100 | 1 : 200 | 1 : 300 | 1 : 400 | 1 : 800 | 1 : 1600 | - |
| 37℃作用 2h,用暗视野显微镜观察 | | | | | | | |
| 假定结果 | 4 + | 4 + | 3 + | 2 + | 2 + | + | - |

【结果判读】

在靠近培养基液面部分呈半透明、云雾状浑浊，轻轻摇动可见絮状物泛起。若培养4周仍看不到半透明、云雾状浑浊，表示无钩端螺旋体生长。

钩端螺旋体与血清37℃作用2h后，用毛细管取各孔中反应悬液1滴于载玻片上，覆以盖玻片，在暗视野显微镜下观察结果。以凝集情况与游离活钩端螺旋体的比例来判定结果。

-：完全不发生凝集，与对照孔相同。

+：25%左右的钩端螺旋体凝集成蜘蛛状，75%钩端螺旋体游离分散。

2+：50%左右的钩端螺旋体呈典型蜘蛛状凝集，其余50%左右的钩端螺旋体游离分散。

3+：75%左右的钩端螺旋体凝集或溶解，呈蜘蛛状、蝌蚪状或块状，其余25%左右的钩端螺旋体游离分散。

4+：几乎全部钩端螺旋体溶解成蝌蚪状或折光率高的团块或大小不等的点状，偶见极少数钩端螺旋体呈游离状。

血清效价按最终血清稀释度计算。以出现"2+"凝集的血清最高稀释度为该血清的凝集效价，凝集效价在1∶300以上有诊断价值。

根据待检血清与相应型别钩端螺旋体发生凝集反应效价，可判定患者感染的钩端螺旋体型别。

【注意事项】

1. 钩端螺旋体培养较为困难，生长缓慢，培养液中菌体较少，仅相当于普通细菌的1/100～1/10。

2. 钩端螺旋体至少分为25个血清群、273个血清型。我国至少有其中的19个血清群、161个血清型。我国目前使用的钩端螺旋体参考菌株有15群15型。因此，在血清学实验中，应根据患者感染的可能菌株型别选择相应的参考菌株，每型参考菌株设立一排稀释血清。本实验中，用已知型别的钩端螺旋体抗血清作为标准血清对照。

3. 在暗视野显微镜下，凝集的钩端螺旋体形如蜘蛛状（数根钩端螺旋体的一端钩集一起，另一端散开），溶解的钩端螺旋体呈残絮状、蝌蚪状、颗粒状或团块状，而未被凝集或溶解的钩端螺旋体形态典型，呈分散游离状。

【讨论与思考】

1. 在钩端螺旋体感染的临床检验过程中，钩端螺旋体的形态学检查和分离培养之间是什么关系？

2. 如果用凝集-溶解实验鉴定从患者体内分离培养出的钩端螺旋体，应如何操作？

# 三、梅毒螺旋体血清学实验

【目的】

1. 掌握梅毒螺旋体的血清学筛选实验。
2. 熟悉梅毒螺旋体的血清学确证实验。

【主要试剂、器材和动物】

1. 待检血清标本。
2. 试剂:RPR 试剂盒,FTA-ABS 试剂盒。
3. 其他:荧光显微镜,PBS 液,载玻片等。

【方法】

1. 快速血浆反应素环状卡片实验(RPR)

① 原理:吸附于碳粒上的类脂质抗原,与梅毒螺旋体有共同抗原,当与待检血清在 RPR 卡片的圆圈中混合后,如出现碳粒凝集则为阳性。此法快速、简便,又不需要显微镜,适于进行大量筛选实验,如需要还可进行半定量检测。

② 方法:取待检血清、阳性控制血清、阴性控制血清各 50μL,加入卡片的圆圈内,并扩散到整个圆圈。在每份血清上滴加 1 滴 RPR 抗原,充分混匀。静置约 5 ~ 10min 后,肉眼观察结果。

2. 荧光密螺旋体抗体吸收实验(FTA-ABS)

① 原理:将待检血清先用非致病性密螺旋体进行吸收,以除去能与梅毒螺旋体发生非特异性反应的抗体成分。经此处理的血清,与玻片上梅毒螺旋体抗原相结合,再加入荧光素标记的抗人 IgG 抗体,显示待检血清中特异性抗密螺旋体抗体。此实验一般用于对 RPR 筛选实验阳性的标本进行确证。

② 方法

a. 抗原片的制备:用 Nichols 株梅毒螺旋体(每高倍视野 20 条)抗原悬液,在玻片上涂数个直径为 5mm 的菌膜,干燥后用甲醇固定。

b. 待检血清预处理:待检血清先经 56℃ 30min 灭活,取 50μL 血清与 200μL 吸附剂(Reiter 株非致病密螺旋体)混匀,37℃作用 30min,以充分吸除非特异性抗体。

c. 夹心法荧光显色:吸附后的待检血清用 PBS 做(1 ∶ 20) ~ (1 ∶ 320)的倍比稀释,将稀释后的血清分别滴加于抗原菌膜上,置湿盒内37℃作用30min,然后将玻片在PBS中浸洗3次,每次5min,用吸水纸吸干。在各抗原反应片上滴加适当浓度的荧光素标记羊抗人IgG抗体,置湿盒内37℃孵育30min,按前法洗片,干后用甘油缓冲液封片。每次实验设阳性、阴性、非特异性血清对照。荧光显微镜下观察。

## 【结果判读】

### 1. 快速血浆反应素环状卡片实验(RPR)

在RPR白色纸卡上,阴性血清反应圈内不出现黑色碳颗粒凝集,阳性血清反应圈内出现明显黑色凝集碳颗粒或絮片。

定性实验呈阳性的标本,如需要可在RPR卡片上将血清做(1:2)~(1:32)等6个稀释度,然后按上述方法再做半定量实验。

### 2. 荧光密螺旋体抗体吸收实验(FTA-ABS)

阴性标准血清无荧光菌体或偶见荧光菌体出现,参照阴性对照血清判定阴性结果为“-”或“+”,参照非特异性对照血清的荧光强度判定可疑结果为“+”或“-”。阳性对照可见多数(高倍视野20条)荧光菌体出现,并以此为参照做出待检标本的判定。参照阳性标准血清的荧光强度判定结果,每高倍视野全部(约20条)出现强荧光则为“4+”,多于半数(15条左右)呈荧光则为“3+”,半数(10条左右)出现荧光则为“2+”,1/4(5条左右)出现荧光则为“+”。凡2+~4+者可确证为梅毒螺旋体感染。

## 【注意事项】

1. 在加入血清的过程中,避免相互之间的交叉污染,否则影响实验结果。
2. 阳性、阴性及非特异性对照血清的结果必须正确,否则实验结果无效。

## 【讨论与思考】

为什么梅毒螺旋体感染的血清学检查要分别进行初筛和确认实验?其目的和方法各是什么?

(周天戟)

# 第九章　支原体、衣原体和立克次体

## 一、支 原 体

支原体(Mycoplasma)是一类缺乏细胞壁、形态上呈高度多形性,可以通过一般的除菌滤器,是目前所知能独立生活、自行繁殖的最小原核细胞型微生物。

支原体在自然界分布广泛,其中对人类致病的主要有肺炎支原体(*M. pneumoniae*)、人型支原体(*M. hominis*)、生殖支原体(*M. genitalium*)、穿透支原体(*M. penetrans*)和解脲脲原体(*U. urealyticum*)。支原体没有细胞壁,具有高度多形性,但有球形、双球形和丝状三种基本形态,大小一般在0.2~0.3μm,可通过一般除菌滤器。革兰染色阴性,但不易着色,吉姆萨染色着色较好,呈淡紫色。支原体主要以二分裂方式繁殖,由于基因组小,代谢能力有限,故繁殖较慢,平均生长周期约1~3h。支原体营养要求较细菌高。支原体在固体培养基上培养2~3天后形成特殊的油煎蛋样的菌落。支原体的抗原主要有蛋白质和糖脂两类,且各种支原体抗原特异性强,很少有交叉抗原,这对支原体的鉴定有重要意义。支原体因无细胞壁,对理化因素的影响比细菌敏感,容易被消毒剂灭活,但对醋酸铊、结晶紫的抵抗力大于细菌。

**【目的】**

1. 掌握支原体的形态及菌落特点。
2. 熟悉支原体的分离培养技术。

**【主要试剂、器材和动物】**

1. 标本:慢性前列腺炎患者的前列腺液。
2. 培养基:解脲脲原体选择鉴别培养基。
3. 示教片:肺炎支原体形态及菌落示教片。
4. 试剂:2% O 型血人红细胞。
5. 其他:普通光学显微镜。

【方法与结果判读】

1. 形态观察

肺炎支原体吉姆萨染色示教片:油镜下可见肺炎支原体个体微小,形态大小不一,多为球形、双球形及丝状三种形态,呈淡紫色。

2. 菌落观察

肺炎支原体菌落示教片:低倍镜下可见支原体菌落呈油煎蛋样,大小不一。

3. 解脲脲原体的培养

(1)标本采集:慢性前列腺炎患者,按摩后取其前列腺液,接种于解脲脲原体液体培养基中。

(2)分离培养:置5% ~10% $CO_2$环境中,35℃培养1 ~2天,当培养基的颜色由黄色变为粉红色时,取0.2mL液体菌液转种于固体培养基上,待固体培养基颜色改变后,低倍镜下观察支原体菌落。

(3)菌落染色镜检:低倍镜下观察并选择一个菌落,用刀片切下带菌落的琼脂块,置于一载玻片上,菌落面朝下,滴加生理盐水覆盖琼脂块,置酒精灯火焰上加热待琼脂融化,再放入90℃热水缸中洗掉表面琼脂,自然干燥。经吉姆萨染色,镜下可见菌落呈紫色,中央深,四周较浅,形状似油煎蛋样。

4. 冷凝集实验

① 原理:肺炎支原体感染患者的血清中常产生冷凝集素,在4℃情况下,可与O型血人红细胞或自身红细胞发生凝集。该实验可用于肺炎支原体感染的辅助诊断。凝集反应具有可逆性,将已凝集的红细胞放回37℃环境,凝集现象即可消失。

② 方法:冷凝集实验操作方法见表9-1。

**表9-1 冷凝集实验操作程序** mL

| 试管号 | 1 | 2 | 3 | 4 | 5 | 6 | 7 | 8 |
|---|---|---|---|---|---|---|---|---|
| 生理盐水 | 0.5 | 0.5 | 0.5 | 0.5 | 0.5 | 0.5 | 0.5 | 0.5 |
| 被检血清 | 0.5 | 0.5 | 0.5 | 0.5 | 0.5 | 0.5 | 0.5 | 0.5 弃去 |
| 2%红细胞 | 0.5 | 0.5 | 0.5 | 0.5 | 0.5 | 0.5 | 0.5 | 0.5 |
| 血清稀释度 | 1:4 | 1:8 | 1:16 | 1:32 | 1:64 | 1:128 | 1:256 | 对照 |
| 摇匀,置4℃ 4h或过夜 | | | | | | | | |

③ 结果判读:出现凝集者为阳性,不出现凝集者为阴性。记录各管反应结果并判断血清凝集效价。

【注意事项】

1. 从冰箱内取出试管后，必须立即观察结果。

2. 先观察试管底部红细胞沉淀形状，再轻摇试管，对照管内的红细胞轻摇后应完全分开，无凝集现象；实验管如有明显的凝集现象，记录凝集效价。

3. 将呈凝集的试管再置37℃孵育5～30min，重新观察，如红细胞完全分开，凝集块消失，则证实为真正的冷凝集现象。

【讨论与思考】

1. 简述支原体感染常用的临床实验室诊断方法。

2. 简述冷凝集实验的原理、注意事项及临床意义。

## 二、衣原体

衣原体(Chlamydia)在宿主细胞内生长繁殖，具有特殊的发育周期。可观察到两种不同的颗粒结构：① 原体：是衣原体胞外存在形式，卵圆形，中央有一致密的拟核，有细胞壁，是发育成熟的衣原体。吉姆萨染色呈紫色，Macchiavello染色呈红色。原体具有高度的感染性。② 网状体(或称始体)：圆形或不规则形，中央呈纤细的网状结构，无细胞壁，无致密拟核。吉姆萨和Macchiavello染色均呈蓝色。网状体为宿主细胞内的繁殖型，代谢活泼，不能在胞外存活，无感染性。衣原体的抗原性相当复杂，有属、种、型等特异抗原性。沙眼衣原体在专性活细胞内寄生，用6～8日龄鸡胚卵黄囊及各种传代细胞均可以培养。一般培养48～72h后可在细胞内查到包涵体及原体和始体颗粒。近年多采用细胞培养法培养衣原体，常用的细胞株为Hela-299和McCoy。

【目的】

掌握沙眼衣原体包涵体的形态特征。

【主要试剂、器材和动物】

1. 示教片：沙眼衣原体包涵体示教片。

2. 试剂：荧光素标记的沙眼衣原体单克隆抗体试剂盒，碱性缓冲甘油，甲醇等。

3. 其他：荧光显微镜。

## 【方法与结果判读】

### 1. 沙眼衣原体包涵体的形态观察

镜下可见上皮细胞胞浆内紫色包涵体，呈散在型、帽型、桑葚型或填塞型。

（1）散在型：由始体组成，圆形或卵圆形，散在于胞浆内，一个上皮细胞可含 1～3 个或更多。

（2）帽型：多数由始体连续排列而成，形如舌帽或瓜皮帽，大小不一，紧贴扣在细胞核上或稍有间隙。

（3）桑葚型：由始体和原体堆积而成，圆形或卵圆形，形似桑葚，较大，单独或一面依附于细胞核上。

（4）填塞型：绝大多数由原体堆积而成，常把整个细胞塞满，将细胞核挤成梭形或其他形状，为巨大包涵体（图 9-1）。

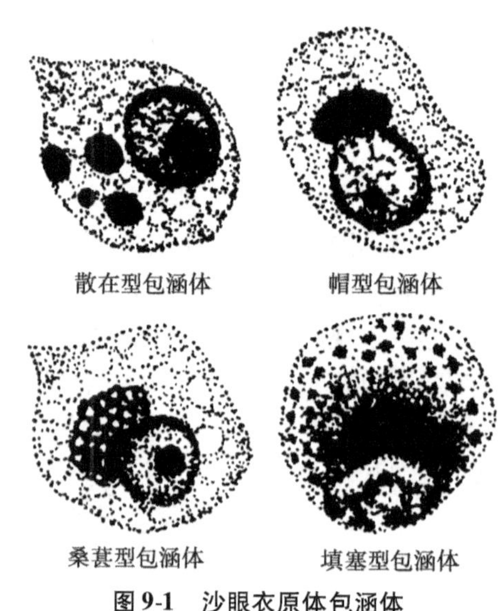


图 9-1　沙眼衣原体包涵体

### 2. 直接免疫荧光法检测沙眼衣原体

（1）用棉拭子擦拭局部黏膜，如尿道黏膜、子宫颈内膜等，获得至少 1000 个上皮细胞。

（2）取一载玻片标记 3 个圆圈，将待检标本拭子及阴性、阳性对照物分别轻轻涂满玻片上的圆圈内。晾干，甲醇固定 15min。

（3）在待检标本、阴性、阳性对应圆圈内各加 30μL 荧光素标记的单克隆抗体（荧光抗体用 0.02% 伊文思蓝稀释，作为负染），置湿盒内，37℃ 培养 30min。

（4）用 0.01mol/L 磷酸缓冲液洗涤 3 次，加 1 滴缓冲甘油作封片剂，荧光显微镜下观察并计数。

（5）结果判读：阴性对照在细胞中无荧光出现，阳性对照在细胞浆内见到散在或成堆的、圆形或卵圆形的较明亮的黄绿色荧光；待检标本中凡出现圆形或卵圆形荧光，数目在10个以上，即可确认为衣原体感染。如用沙眼衣原体分型抗体检测，可将沙眼衣原体鉴定到型别。

【注意事项】

洗片要认真，防止非特异性荧光。

【讨论与思考】

简述直接免疫荧光法（DFA）检测沙眼衣原体的操作程序及结果判断。

## 三、立克次体

立克次体（Rickett's organism）是一类只能在动物活细胞内寄生繁殖的原核细胞型微生物，其生物学特性与细菌相似，是引起立克次体病的病原体。

立克次体的共同特点是：① 大小介于细菌与病毒之间；② 有细胞壁，但形态多样；③ 绝大多数为专性细胞内寄生，以二分裂方式繁殖；④ 含有DNA和RNA两种核酸；⑤ 大多是人畜共患病原体，引起人类发热出疹性疾病；⑥ 以节肢动物为传播媒介或为储存宿主；⑦ 对四环素、氯霉素等抗菌药物敏感。

斑疹伤寒立克次体比细菌小，呈多形态，有球形、球杆状、长杆状或长丝状，采用鸡胚成纤维细胞、L929细胞和Vero细胞进行分离培养，大部分立克次体与普通变形杆菌某些X菌株的菌体耐热多糖抗原有共同的抗原性。

恙虫病东方体具有多形性，但以球杆状或短杆状常见。革兰染色阴性，吉姆萨染色呈紫红色。Macchiavello染色法与吉姆萨染色法可以鉴别恙虫病东方体和立克次体属中的其他立克次体。恙虫病东方体是专性细胞内寄生的微生物，在敏感动物体内、鸡胚卵黄囊内及组织培养的细胞内均能生长、繁殖。

【目的】

1. 熟悉立克次体的形态染色特性。
2. 熟悉外-斐反应的原理、操作过程和结果判定。

【主要试剂、器材和动物】

1. 菌种：变形杆菌 $OX_2$、$OX_{19}$ 及 $OX_K$ 诊断菌液。
2. 示教片：普氏立克次体，恙虫病立克次体示教片。
3. 标本：待检患者血清。
4. 其他：小试管，中试管，吸管，记号笔。

## 【方法与结果判读】

### 1. 形态观察

观察普氏立克次体、恙虫病立克次体吉姆萨染色示教片，镜下可见有完整或破碎的细胞，胞核染成紫红色，胞质染成浅蓝色。立克次体呈紫红色，普氏立克次体常散在于胞质中，恙虫病立克次体多在胞质近核处堆积。

### 2. 血清学实验［外-斐(Weil-Felix)］反应

① 原理：某些变形杆菌 $X_2$、$X_{19}$、$X_K$ 的 O 抗原（$OX_2$、$OX_{19}$、$OX_K$）与某些立克次体有共同的耐热性多糖抗原，且变形杆菌易于培养，故可利用变形杆菌的菌体作为抗原，与患者血清做试管凝集反应，以辅助立克次体病的诊断。

② 方法

a. 准备 3 排小试管，每排 9 支。

b. 被检血清用生理盐水连续做倍比稀释，使之成为 1∶20，1∶40，…，1∶2560 稀释血清，分别加入每排第 1，2，…，8 管内，各加入 0.5mL。第 9 管只加 0.5mL 生理盐水作阴性对照。

c. 将 $OX_2$、$OX_{19}$、$OX_K$ 三种诊断菌液，分别加入 3 排的 9 支试管内，每管 0.5mL，具体操作见表 9-2。

**表 9-2　外-斐反应操作程序**　　mL

| 试管号 | 1 | 2 | 3 | 4 | 5 | 6 | 7 | 8 | 9(对照) |
|---|---|---|---|---|---|---|---|---|---|
| 生理盐水 | – | – | – | – | – | – | – | – | 0.5 |
| 不同稀释度患者血清 | 0.5 | 0.5 | 0.5 | 0.5 | 0.5 | 0.5 | 0.5 | 0.5 | – |
| 3 排试管分别加 $OX_2$、$OX_{19}$、$OX_K$ 诊断血清 | 0.5 | 0.5 | 0.5 | 0.5 | 0.5 | 0.5 | 0.5 | 0.5 | 0.5 |
| 血清最终稀释度 | 1∶20 | 1∶40 | 1∶80 | 1∶160 | 1∶320 | 1∶640 | 1∶1280 | 1∶2560 | – |
| 振摇 30s，于 37℃过夜，次日观察结果 | | | | | | | | | |

③ 结果判读

结果判定同肥达反应，以凝集效价判定。此实验所用抗原为 O 抗原，故阳性凝集成颗粒状。双份血清（病程早期及恢复期）效价有 4 倍增高时，方可作为新近感染立克次体的指标。单份血清凝集效价超过 1∶160 方有诊断意义。

## 【讨论与思考】

简述外-斐反应的原理及临床评价。

（邵世和）

# 第二篇

# 常见致病性病毒的检验技术

# 第十章　呼吸道病毒

## 一、流行性感冒病毒

流行性感冒病毒(Influenza virus)是导致流行性感冒的病原体,在病毒分类上属于正粘病毒科,它分为A型、B型、C型三型。其中A型流感病毒抗原性易发生变异,曾导致多次世界大流行;B型和C型对人的致病性都很低,很少造成流行。目前,检测流感病毒的实验方法很多,其中传统而有效的方法是鸡胚培养法、组织培养法和酶联免疫吸附等。鸡胚培养法的优点在于,鸡胚的组织分化程度低,可选择多种途径接种,病毒在鸡胚中容易复制,病毒的产量充足,并且操作简单。

**【目的】**

1. 掌握鸡胚培养法分离流行性感冒病毒。
2. 熟悉血细胞凝集实验和血细胞凝集抑制实验的操作方法及结果判定。

**【主要试剂、器材和动物】**

1. 材料:患者早期含漱液,流感患者血清、9~11日龄的鸡胚。

2. 试剂:2.5%碘伏,75%乙醇,0.5%鸡红细胞悬液,生理盐水,流感病毒免疫血清或待测血清。

3. 其他:剪刀,镊子,注射器,针头,毛细吸管,橡皮乳头,酒精灯,小试管,试管架,石蜡,胶布,塑料反应板,孵卵箱或培养箱,捡蛋灯。

**【方法与结果判读】**

### 1. 病毒的鸡胚分离

(1) 选取9~11日龄的鸡胚,照蛋后画出气室边界和胎位,在胚胎面与气室交界的边缘约1mm处标记作为注射点,在注射点周围用2.5%碘伏和75%乙醇消毒,并用剪刀打开2mm长的小口。

（2）将急性期患者含漱液低速离心后，取1mL上清，加入0.1～0.2mL抗生素（每毫升含青霉素2万单位和链霉素20000μg）。

（3）将上述样本0.2mL，注入鸡胚尿囊腔中，然后用石蜡熔化封口，置33℃～35℃培养箱中孵育，72h后，收获鸡胚并置于4℃冰箱过夜。

（4）取出鸡胚，用25%碘伏和75%乙醇消毒气室部位，用消毒镊子敲碎气室并取走卵壳和壳膜，然后用无菌吸管吸取尿囊液，置于试管内，4℃保存备用。

## 2. 血细胞凝集实验

① 原理：流行性感冒病毒表面的血凝素（HA）能与某些动物以及人O型红细胞上相应的受体结合，引起红细胞凝集现象。

② 方法

a. 取9支小试管，于第1管中加入0.9mL生理盐水，其余各管均加入0.25mL生理盐水。

b. 取0.1mL收获的尿囊液，加入第1管中做1∶10稀释，混匀后吸取0.5mL弃至消毒缸内，再吸取0.25mL(1∶10)稀释液加至第2管混匀，从第2管中取出0.25mL置第3管混匀，依次做倍比稀释至第8管，混匀后自第8管中取出0.25mL弃掉。这样各管液体量均为0.25mL，第1管至第8管的尿囊液稀释度为1∶10，1∶20，…，1∶1280，第9管为生理盐水对照（表10-1）。

**表10-1 流感病毒血细胞凝集实验** mL

| 试管号 | 1 | 2 | 3 | 4 | 5 | 6 | 7 | 8 | 9 |
|---|---|---|---|---|---|---|---|---|---|
| 生理盐水 | 0.9 | 0.25 | 0.25 | 0.25 | 0.25 | 0.25 | 0.25 | 0.25 | 0.25 |
| 病毒液 | 0.1（弃0.5） | 0.25 | 0.25 | 0.25 | 0.25 | 0.25 | 0.25 | 0.25 | （弃0.25） |
| 病毒稀释度 | 1∶10 | 1∶20 | 1∶40 | 1∶80 | 1∶160 | 1∶320 | 1∶640 | 1∶1280 | 对照 |
| 0.5%鸡红细胞 | 各管0.25 | | | | | | | | |
| 摇匀，室温静置45min | | | | | | | | | |
| 结果举例 | 4+ | 4+ | 4+ | 3+ | 2+ | + | - | - | - |

c. 每管加入0.5%鸡红细胞悬液0.25mL，轻轻摇匀后置室温45min，观察结果，观察时要轻拿、勿摇。

③ 结果判读：血细胞凝集程度分别用4+、3+、2+、+、-表示，以出现2+的病毒的最高稀释度作为血凝效价。结果判定标准如下：

4+：红细胞呈细沙样均匀铺于管底，即100%凝集；

3+：红细胞均匀铺于管底，但边缘不整齐而稍向管底集中，即75%凝集；

2+：红细胞形成一个环状，四周有凝集块，即50%凝集；

+：红细胞于管底形成圆团，边缘不够光滑，四周稍有凝集块，即25%凝集；

-：红细胞于管底形成圆团，边缘光滑整齐，即无凝集。

根据以上结果判定的流感病毒的血凝效价为1∶160，即病毒液做1∶160稀释，每

0.25mL病毒液含一个血凝单位，配制4个血凝单位，要将病毒液进行1∶40稀释。

3. 血细胞凝集抑制实验

① 原理：流行性感冒病毒悬液中加入特异性血清后，可封闭病毒表面的血凝素，阻碍血凝素与红细胞膜上受体结合，阻止红细胞产生凝集。如果用已知病毒的抗血清，可做病毒的型及亚型的鉴定。

② 方法

a. 患者血清用霍乱弧菌滤液预处理，除去其中非特异性抑制素。

b. 取小试管10支，按表10-2向各管加入0.25mL生理盐水。

c. 取经处理的1∶5稀释的患者血清0.25mL加入第1管中做1∶10稀释，吹打3次混匀后，取0.25mL加至第2管，并依次做倍比稀释，到第8管为止，第9管为病毒对照，第10管为血清对照。

d. 加入流感病毒悬液(每0.25mL含4个血凝单位)0.25mL，第10管不加病毒悬液。

e. 摇匀后，每管加入0.5%鸡红细胞0.25mL，放置室温30min、45min各观察一次结果，以45min的结果为准(如果红细胞下滑，参考30min的结果)。

③ 结果判读：血凝的判断标准同前述血凝实验，但本实验是以不出现血凝现象为阳性，以呈现完全抑制凝集的试管中血清的最高稀释度作为血凝抑制效价。

**表10-2 血细胞凝集抑制实验** mL

| 试管号 | 1 | 2 | 3 | 4 | 5 | 6 | 7 | 8 | 9 | 10 |
|---|---|---|---|---|---|---|---|---|---|---|
| 生理盐水 | 0.25 | 0.25 | 0.25 | 0.25 | 0.25 | 0.25 | 0.25 | 0.25 | 0.25 | 0.25 |
| 血清 | 0.25 | 0.25 | 0.25 | 0.25 | 0.25 | 0.25 | 0.25 | 0.25 | - | 0.25 |
| | 1∶5稀释 | | | | | | | | 弃0.25 | 1∶5稀释 |
| 血清稀释度 | 1∶10 | 1∶20 | 1∶40 | 1∶80 | 1∶160 | 1∶320 | 1∶640 | 1∶1280 | 病毒对照 | 血清对照 |
| 4U流感病毒液 | 0.25 | 0.25 | 0.25 | 0.25 | 0.25 | 0.25 | 0.25 | 0.25 | 0.25 | - |
| 0.5%鸡红细胞 | 0.25 | 0.25 | 0.25 | 0.25 | 0.25 | 0.25 | 0.25 | 0.25 | 0.25 | 0.25 |
| 摇匀，室温静置30~45min | | | | | | | | | | |
| 结果举例 | 4+ | 4+ | 4+ | 3+ | 2+ | + | - | - | 4+ | - |

**【注意事项】**

1. 鸡胚接种前必须对气室和接种部位做严格的消毒处理，防止细菌污染。

2. 红细胞凝集和凝集抑制实验结果判读必须准确，对出现似凝非凝难以判定的结果，要进行严格判定，统一标准，判断标准宁低不宁高。

【讨论与思考】

什么是血凝实验及血凝抑制实验?

## 二、呼吸道合胞病毒

呼吸道合胞病毒(RSV)是副黏液病毒科的RNA病毒,能导致新生儿和6个月以内婴幼儿的下呼吸道感染,病毒的潜伏期为3~7日,婴幼儿感染表现为高热、鼻炎、咽炎和喉炎等症状,严重者可发展为细支气管炎及肺炎。病毒感染能引起典型的融合细胞病变,因此可以通过镜检形态观察进行初步诊断,通过分离病毒及间接免疫荧光法和ELISA实验检测病毒抗原进行确诊。

【目的】

1. 掌握RSV感染的组织细胞病变观察。
2. 熟悉ELISA双抗体夹心法检测呼吸道合胞病毒抗原的操作方法。

【主要试剂、器材和动物】

1. 材料:可疑患者的呼吸道分泌物,Hela细胞。

2. 试剂:细胞生长液(含5%~10%小牛血清及100U/mL双抗的Eagle液或RPMI-1640液),细胞维持液(无血清Eagle液或含2%小牛血清的RPMI-1640液),胎牛血清,青霉素,链霉素,PBS,RSV单克隆抗体,兔抗RSV抗体与正常兔血清,HRP标记的羊抗兔二抗以及洗涤液。

3. 其他:$CO_2$培养箱,倒置显微镜,酶标仪,微孔反应板,细胞培养板,吸管,试管,加样器等。

【方法与结果判读】

### 1. 病毒的培养鉴定

① 方法

a. 呼吸道分泌物打散后,经1000r/min离心10min,取0.1mL上清接种于长成单层Hela细胞的96孔培养板中。

b. 700r/min离心60min后,弃去病毒液,每孔添加0.1mL细胞维持液,置37℃、5%$CO_2$培养箱中培养,逐日观察CPE。

② 结果判读:接种后出现CPE并且有典型的细胞融合判为阳性;培养10天无典型

CPE 的,盲传 1 代后仍无 CPE 的判为阴性。

2. ELISA 法检测 RSV 病毒抗原

① 原理:抗原抗体能发生特异性结合反应,通过对酶标抗体底物读数,即可判定待检样品中相应的病毒抗原。

② 方法

a. 微孔反应板中每孔加入 100μL 经适量稀释的 RSV 单克隆抗体,密封后,置 37℃孵育过夜。

b. 用洗涤液洗涤 3 次去除未结合的抗体,加入经处理的呼吸道分泌物标本 2 孔,每孔 100μL,密封后,4℃过夜后洗 3 次。

c. 分别加兔抗 RSV 抗体及正常兔血清各 1 孔,每孔 100μL,加盖置 37℃,1h 后洗 3 次。

d. 加羊抗兔 IgG-HRP 结合物,每孔 100μL,置 37℃,1h 后洗 3 次。

e. 加底物液 OPD,每孔 100μL,置室温 10 ~ 20min。

f. 终止反应,加 2mol/L $H_2SO_4$,每孔 50μL。观察颜色变化,或用酶标仪以 450nm 波长测各孔吸光度值。

③ 结果判读:肉眼进行结果判定时,若待检孔未显色,与阴性对照孔相似,则判断为阴性;若待检孔呈黄棕色或更深色,与阳性对照孔一致,则判为阳性。用酶标仪检测时,每份待测血清的 P/N 值≥2.1 时为阳性,P/N 值 <1.5 为阴性,介于两者之间为可疑。

**【注意事项】**

1. 加样时应用微量移液器按规定的量加入微孔板的 1/3 处,避免加在孔壁上,并避免产生气泡。

2. 待测样本要进行适量稀释,减少非特异性反应。

**【讨论与思考】**

试述 ELISA 实验的原理。

(杨世兴)

# 第十一章 肝 炎 病 毒

## 一、乙型肝炎病毒

乙型肝炎病毒(HBV)属于嗜肝炎 DNA 病毒科正嗜肝 DNA 病毒属,其导致的感染是全球重大公共卫生问题,据估计全世界乙型肝炎患者及携带者约有 3.5 亿,我国约有 1.3 亿。乙型肝炎病毒感染能导致严重的肝脏损伤,甚至诱发原发性肝细胞癌,目前对于乙型肝炎尚无特效的治疗方法,疫苗接种是防治乙型肝炎病毒感染的主要措施。HBV 至今尚不能在体外细胞中培养,目前临床上主要通过检测病毒抗原、抗体以及 DNA 进行诊断。

**【目的】**

1. 观察 HBV 形态。
2. 掌握 HBV 快速 PCR 诊断方法的操作步骤。

**【主要试剂、器材和动物】**

1. 材料:患者待检血清,阳性对照血清。
2. 试剂:HBV PCR①:HBV 裂解液;HBV PCR②:PCR 反应混合液(冻干),临用前加注射用水与③混合摇匀;HBV PCR③:Taq 聚合酶,临用前与②混合;HBV PCR④:HBV DNA。马抗 HBsAg IgG 抗体,琼脂糖,pH6.5 2% 磷钨酸,0.5mL Eppendorf 超薄管。
3. 其他:PCR 仪,DXA4-10 型电镜。

**【方法与结果判读】**

### 1. 电镜观测 HBV 形态

① 方法

a. 取待检血清 9 滴加 1 : 10 稀释马抗 HBsAg IgG 抗体 1 滴,混匀,37℃ 水浴孵育 30min,制备免疫复合物。

b. 将 1% 琼脂糖(0.14mol/L NaCl 配置)熔化,浇注在 2.5cm × 7.5cm 载玻片上,每片

2mL,使厚度为1mm左右。凝固后切取2.5cm×2.5cm大小的琼脂糖膜置于3cm×3cm大小的3~4层普通滤纸上。

c. 吸取免疫复合物1小滴置琼脂糖膜上,使成水珠状。将带有Formvar膜的电镜铜网膜向下悬浮于液滴上。

d. 待液滴吸干时取下铜网,滴pH6.5 2%磷钨酸进行复染。

e. 于DXA4-10型电镜下进行观察。

② 结果判读:电镜下可呈现3种不同形态的颗粒,分别是直径为4nm的Dane颗粒,直径为22nm的小球颗粒,直径为22nm、长100~500nm的管型颗粒。无论观察到何种病毒样颗粒均认为阳性。

2. 快速PCR检测HBV DNA

① 方法

a. 于Eppendorf超薄管中加待检血清3μL,加入HBV PCR① 23μL混匀后,加入液体石蜡封顶。

b. 65℃加热20min、90℃加热10min后,加入HBV PCR② 4μL(含Taq聚合酶1U),置94℃30s、60℃45s,重复30个循环。

c. PCR扩增产物的检测:电泳液为TAE(10×:0.4mol/L Tris、0.5mol/L NaAc、0.01mol/L EDTA pH7.8),凝胶浓度为6%,取PCR反应产物10μL与1~2μL加样缓冲液混合即可上样电泳。

② 结果判读:用Hae Ⅲ PGEM或Hae Ⅲ PBR322作为分子量标志,HBV-C片断为190bp,于该处出现条带即为HBV DNA,为阳性结果。

## 【注意事项】

1. HBV PCR① 65℃裂解HBV颗粒之前应充分混匀。

2. HBV PCR② 反应混合液:含PCR缓冲液、dNTP、HBV PCR引物,临用前加注射用水90μL溶解,并与HBV DCR③混匀。

3. HBV PCR③:Taq聚合酶临用前与HBV PCR②混匀。

## 【讨论与思考】

试述临床常用的HBV感染的病原学诊断方法。

## 二、丙型肝炎病毒

丙型肝炎病毒(HCV)属黄病毒科丙型肝炎病毒属,共分为6个基因型,我国流行的主要为HCV 1b和2a Ⅱ型。HCV的致病机制主要是病毒感染诱导的免疫病理损伤,感染HCV的患者约20%可发展为肝硬化,少数能诱发原发性肝细胞癌。目前尚无成熟的HCV细胞培养体系,主要采用放射性免疫法或酶联免疫吸附实验检测血液中HCV抗体或抗原,另外可采取RT-nested PCR检测病毒核酸。

**【目的】**

1. 掌握ELISA法检测HCV-IgM抗体的操作方法、结果判断及其临床意义。
2. 了解巢式PCR检测HCV的基本原理和操作步骤。

**【主要试剂、器材和动物】**

1. 材料:待检血清。

2. 试剂:洗涤液(0.05mol/L pH7.2 PBS加0.05% Tween-20),标本稀释液(洗涤液加5%小牛血清),酶标抗人IgM[HRP-抗人$\mu$链F(ab′)2片段],HCV-IgM阳性对照血清,HCV-IgM阴性对照血清,底物(TMB-$H_2O_2$),终止液(2mol/L $H_2SO_4$),PCR引物,RNA提取相关试剂,逆转录试剂盒及PCR扩增试剂盒。

3. 其他:HCV核心抗原(C22、C100-3、C33等)包被微孔板,加样器,吸头,酶标检测仪及PCR仪等。

**【方法与结果判读】**

1. ELISA法检测HCV-IgM抗体

① 原理:抗原抗体能发生特异性结合反应,利用已知病毒抗原包被酶标板,通过对酶标抗体底物读数,即可判定待检样品中相应的病毒抗体。

② 方法

a. 用pH9.6 $Na_2CO_3$-$NaHCO_3$缓冲液将HCV抗原(C22, C100-3, C33)稀释至适当浓度并包被于微孔板上,置湿盒4℃过夜,次日将液体弃去,用洗涤液洗5次,拍干。

b. 每孔加标本稀释液150μL,待测血清5μL,每板均设阳性、阴性及空白对照,混匀,37℃孵育30min,洗涤5次,拍干。

c. 每孔加酶标抗人IgM抗体150μL,置37℃ 30min,洗5次,拍干。

d. 每孔加TMB-$H_2O_2$ 100μL,室温避光静置15min,加2mol/L $H_2SO_4$ 50μL终止反应。

③ 结果判读：用酶标仪测 450nm 波长吸光度，空白调零，读各孔吸光度值，标本 $A$ 值 > (0.3 + 阴性对照 $A$ 值)，判断为阳性，否则为阴性。

2. 巢式 PCR 方法检测 HCV-RNA

① 原理：聚合酶链式反应可对特定的核苷酸片段进行指数级扩增，扩增后通过对序列的比对，就可对样品中的 HCV 进行定性。

② 方法

a. 取待检血清 200μL，用 RNA 提取试剂盒提取 RNA。

b. 用逆转录试剂盒进行 HCV cDNA 第一链扩增，扩增条件为 42℃ 60min，70℃ 5min。

c. 第一轮 PCR 扩增，所用引物序列为：

外套正向引物 S1：5′-GGCGACACTCCACCATAGACT-3′，

外套反向引物 R1：5′-GGTGCACGGTCTACGAGACCT-3′，

扩增条件：95℃变性 1min，60℃退火 1min，72℃延伸 1min，循环 30 次。

d. 第二轮 PCR 扩增，所用引物序列为：

内套正向引物 S2：5′-CTGTGAGGAACTACTGTCTTC-3′，

内套反向引物 R2：5′-CCCTATCAGGCAGTACCACAA-3′，

扩增条件：95℃变性 1min，60℃退火 1min，72℃延伸 1min，循环 30 次。

e. HCV 扩增产物的检测：取 PCR 反应液 20μL，在 1.2% 琼脂糖凝胶上电泳，100V，1h，溴化乙锭染色，302nm 紫外灯下观察结果。

③ 结果判读：在分子量为 250bp 处出现条带者判定为阳性，无条带的判定为阴性。

## 【注意事项】

1. 注意防止样品的交叉污染。
2. 每次洗涤的过程要彻底，防止假阳性判读。
3. 加入底物 TMB-$H_2O_2$后，一定要避光放置，防止底物见光分解，影响结果判读。
4. RNA 提取过程中，严格操作，防止样品污染。
5. 溴化乙锭具有毒性，注意做好自身防护。

## 【讨论与思考】

试述临床常用的 HCV 感染的病原学诊断方法。

（杨世兴）

# 第十二章　疱疹病毒

## 一、单纯疱疹病毒

单纯疱疹病毒(HSV)是人类最早发现的疱疹病毒,共有两种血清型 HSV-1 和 HSV-2,该病毒感染能在感觉神经节中潜伏,具有较强的致细胞病变能力。HSV 能在多种细胞中增殖,病毒感染人胚肺等细胞株后,48h 内出现细胞病变,表现为细胞肿胀、变圆、出现嗜酸性核内包涵体;因此可采用病毒分离培养的方法进行实验室检测,另外也可以采用间接免疫荧光法检测 HSV-IgM 抗体,对病毒感染做出早期判定。

**【目的】**

1. 掌握单纯疱疹病毒的分离培养方法及瑞氏-吉姆萨染色鉴定。
2. 掌握间接免疫荧光法检测 HSV-IgM 的操作方法、结果判断及临床意义。

**【主要试剂、器材和动物】**

1. 材料:Vero 细胞,待检患者血清,待检患者鼻拭子。
2. 试剂:Vero 细胞培养液(含 10% 胎牛血清),DMEM 培养基,细胞培养板,胎牛血清,0.1mol/L PBS(pH7.5),单纯疱疹病毒 ELISA 商品试剂盒(内有微孔板条,微孔中包被有纯化 HSV 抗原),标本稀释液,洗涤液(10 倍浓缩),酶底物/显色原溶液(过氧化脲/TMB),酶标记抗人 IgM,cut-off 校正液,阳性与阴性对照,终止液(2mol/L $H_2SO_4$),瑞氏-吉姆萨染色液。
3. 其他:$CO_2$培养箱。

**【方法与结果判读】**

### 1. 病毒的分离培养与鉴定

① 方法

a. 将鼻拭子放入 4mL DMEM 培养基中(含 2% 胎牛血清,50μg/mL 庆大霉素,100U/mL

青霉素，10μg/mL 两性霉素 B），漩涡振荡器上振荡混匀，然后弃去鼻拭子。

b. 六孔细胞培养板铺 $10^6$ 个 Vero 细胞，置 37℃ $CO_2$ 培养箱孵育过夜。

c. 弃去含 10% 胎牛血清的培养基，更换含 2% 胎牛血清的维持培养基，并加入 1mL“a”中处理的病毒液，置 37℃ $CO_2$ 培养箱孵育 1h。

d. 弃去病毒液，用 PBS 洗去未吸附的病毒，加入含 10% 胎牛血清的培养基，每日观察细胞病变。

e. 将出现病变的细胞从平板上刮下来，涂抹、干燥并用丙酮固定到载玻片上，经瑞氏-吉姆萨染色液染色后镜检。

② 结果判读：如发现细胞核内有包涵体及多核巨细胞为阳性，否则判定为阴性。

2. 间接免疫荧光法检测 HSV-IgM

① 原理：根据免疫学基本原理的抗原-抗体反应，将不影响抗原抗体活性的荧光素标记在抗体（或抗原）上，与其相应的抗原（或抗体）结合后，在荧光显微镜下呈现一种特异性荧光反应，以此来判定结果。

② 方法

a. 将试剂盒从冰箱取出，平衡至室温（18～25℃），微孔板开封后，余者及时以自封袋封存，存放于 2～8℃。

b. 血清标本、阳性对照、阴性对照和 cut-off 校正液用标本稀释液做 1∶40 稀释，混匀后分别加至微孔板中，每孔 100μL，以稀释液作空白对照，室温温育 30min。

c. 弃去孔内液体，用洗涤液洗 3 次并在吸水纸上拍干。

d. 每孔加入 100μL 工作浓度的酶标记抗人 IgM，室温反应 30min，用洗涤液洗涤 3 次，拍干。

e. 每孔加 100μL 过氧化脲/TMB 溶液，室温显色 30min。

f. 每孔加入 100μL 2mol/L $H_2SO_4$ 终止反应，于酶标仪 450nm 波长测吸光度值。

③ 结果判读：S/CO≤0.9 为阴性；S/CO 在 0.91～0.99 之间为可疑，需要重复测试；S/CO≥1.00 为阳性。（S 为待测血清平均 OD 值；CO 为 cut-off 校正液平均 OD 值 X 矫正因子）

## 【注意事项】

1. 试剂使用前应轻摇瓶子，使液体混匀。
2. 所有标本、废弃物、对照血清等均按传染性污染物处理。
3. 标本在 2～8℃下可保存 7 天，冷冻保存 6 个月，应避免反复冻融标本。
4. 原发感染中，采样过早可能检测不出抗体。阴性结果也不能排除既往感染的可能。

## 【讨论与思考】

间接免疫荧光法检测 HSV-IgM 抗体结果如何判断，临床意义是什么？

# 二、EB 病毒

EB 病毒(EBV)又称人类疱疹病毒 4 型,最早于 1964 年从 Burkitt 淋巴瘤细胞培养物中分离;病毒为圆形,直径为 180nm,病毒基因组为 dsDNA,长约 173kb。EBV 在 B 淋巴细胞内表现为潜伏感染,携带 EBV 的 B 淋巴细胞可发生转化,能在培养基中长期生长繁殖。人群中 EBV 感染非常普遍,其感染与某些肿瘤的发生相关。病毒的分离培养比较困难,临床上常采用血清学诊断和病毒 DNA 检测来进行疾病检查。

**【目的】**

1. 掌握 EB 病毒嗜异性凝集实验的操作方法。
2. 掌握免疫荧光法测定 EBV-IgA 抗体的操作方法、结果判断及临床意义。

**【主要试剂、器材和动物】**

1. 材料:待检血清,绵羊红细胞。
2. 试剂:异硫氰酸荧光黄(FITC)标记的抗人 IgA 抗体,抗 EBV-IgA 阳性、阴性对照血清,0.1mol/L PBS 缓冲液(pH7.5)和固定液,10% 含 A 蛋白金黄色葡萄球菌(SPA 菌体),生理盐水。
3. 其他:试管,毛细吸管,表达有 VCA 和 EA 两种抗原的淋巴母细胞涂片(每片有数个反应圈),荧光显微镜等。

**【方法与结果判读】**

1. EB 病毒的嗜异性凝集实验

① 方法

a. 排列 10 支试管,第 1 管加生理盐水 0.8mL,其余各管加生理盐水 0.5mL。

b. 第 1 管加待检血清 0.2mL,混匀后吸 0.5mL 加入第 2 管内,混匀,依次稀释至第 9 管,第 10 管作为对照。

c. 每管各加 1% 绵羊红细胞悬液 0.5mL,此时第 1 ~ 9 管血清稀释倍数依次为 1 : 10,1 : 20,1 : 40,1 : 80,1 : 160,1 : 320,1 : 640,1 : 1280 和 1 : 2560。混匀,37℃ 水浴 1h,如未出现凝集,应移置 4℃ 过夜,再放 37℃ 水浴 1h,做最后观察。

② 结果判读:结果判定同一般试管血凝实验,血清最高稀释管出现凝集者(2 +),该管血清稀释倍数的倒数即为该血清的效价。正常人血清嗜异性抗体效价 < (1 : 80),如果测定值为(1 : 80) ~ (1 : 160)为可疑,测定值 > (1 : 160)为阳性。

2. 免疫荧光法检测 EBV-IgA 抗体

① 方法

a. 将待测血清用 10% SPA 菌体预处理，以 3000r/min 离心 5min 后取上清液，用 0.01mol/L PBS 做倍比稀释，阳性与阴性对照血清亦做适当稀释。

b. 在涂片的靶抗原反应圈内加适当稀释样品和对照血清，均匀铺展，放湿盒内置 37℃ 孵箱中作用 1h。

c. 涂片经 PBS 洗涤后再浸入 PBS 液中 5min，取出用滤纸吸干后晾干。

d. 加适量 FITC 标记的抗人 IgA 于反应圈内，放湿盒中置 37℃ 孵箱中作用 30min 后，洗涤，晾干。

e. 加 50% PBS 缓冲甘油 1 滴，覆以盖玻片，于荧光显微镜下观察。

② 结果判读：参照阳性与阴性对照血清的结果，于荧光显微镜下见待检血清圈内，每视野有 10% 以上的细胞呈黄绿色荧光者，可判为 EBV-IgA 阳性。本法用于早期筛查鼻咽癌患者，并对判断疗效与预后有一定帮助。

**【注意事项】**

对荧光标记的抗体的稀释，要保证抗体的蛋白有一定的浓度，一般稀释度不应超过 1∶20，抗体浓度过低，会导致产生的荧光过弱，影响结果的观察。

**【讨论与思考】**

试述免疫荧光法测定 EBV-IgA 抗体的临床意义。

（杨世兴）

# 第十三章　人类免疫缺陷病毒

人类免疫缺陷病毒(HIV)是导致获得性免疫缺陷综合征的病原体,目前已发现的主要有两个血清型 HIV-1 和 HIV-2,其中,HIV-1 在全世界范围内流行。目前,全世界约有数千万人感染 HIV,我国约有 43 万人感染发病,它已成为导致人类发病死亡的主要病原体之一。临床上微生物检测 HIV 的方法主要包括病毒分离、培养和鉴定,血清学诊断以及病毒核酸检测。

## 【目的】

1. 掌握 ELISA 法检测 HIV 抗体的操作方法、结果判断及临床意义。
2. 掌握 WB(Western blot)法检测 HIV 抗体的实验原理、操作方法和临床意义。

## 【主要试剂、器材和动物】

1. 材料:待检患者血清或血浆,阳性和阴性对照血清。
2. 试剂:HIV 检测试剂盒,HIV-1 型或 HIV-2 型抗原,0.05mol/L pH7.2 PBS 加 0.05% Tween-20 洗涤液,HRP-兔抗人 IgG($\gamma$ 链)(工作浓度为 1∶1000),酶标抗体稀释液(洗涤液加 1% 小牛血清),标本稀释液(洗涤液加 5% 小牛血清),用 pH5.0 或 pH5.4 磷酸盐-枸橼酸缓冲液配制的 TMB-$H_2O_2$ 底物溶液,丁二酸二辛酯磺酸钠(DONS)显色后的稳定剂。
3. 其他:SDS-PAGE 电泳系统所用材料,孔径 0.22μm 的硝酸纤维素薄膜,印迹电转移系统用材料。

## 【方法与结果判读】

### 1. ELISA 法检测 HIV 抗体

① 方法:按试剂盒说明书操作。举例如下:

a. 用标本稀释液将待检血清(或血浆)做 1∶100 倍稀释,每孔加 100μL。每块酶标反应板应同时设 2 个 HIV 抗体阳性对照和 2 个阴性对照,稀释方法相同。37℃保温 30min 后洗6 次。

b. 每孔加 HRP-兔抗人 IgG($\gamma$ 链)酶标抗体(1∶1000 倍稀释)100μL,37℃保温 25min,洗涤 6 次。

c. 每孔加底物(OPD-$H_2O_2$)溶液 100μL,10min 后用 2mol/L $H_2SO_4$ 终止反应。用酶标

仪测定波长492nm的吸光度值($A$值)。

② 结果判定:按试剂盒说明书判断。举例如下:

阳性对照$A$值应≥0.9,阴性对照$A$值应≤0.1。

临界值计算:阴性对照平均$A$值+0.15(若阴性对照平均$A$值小于0.05,按0.05计算)。

标本$A$值≤临界值为阴性;标本$A$值>临界值为阳性。

2. WB法检测HIV抗体

① 方法

a. 硝酸纤维素印迹条的制备(SDS-PAGE)

灌胶:在16cm×16cm的凝胶玻璃板上灌注12.5%凝胶作为分离胶,上层以50%乙醇封顶。待分离胶聚合后,倾去乙醇溶液。上层再灌注4%的浓缩胶,待其聚合后,于表层加电泳缓冲液。

HIV-1/2抗原处理:取100μL HIV-1/2抗原加900μL标本稀释液(含SDS-甘油-2-巯基乙醇+溴酚蓝)于100℃水浴中煮沸5min,若带分子量标准(14400~200000),则按说明书处理。

垂直电泳:待处理后的HIV-1/2抗原冷却后,迅速、细心地加至浓缩胶表面,接上电源。待抗原进入分离胶后,可提升电压,但通常电流采用1mA/cm,电压50~150V(需有冷却系统)。待溴酚蓝全部进入电泳缓冲液后,关闭电源。

b. 印迹电转移

在电转移装置的阳极,放上3层浸有转移缓冲液(25mmol/L Tris-HCl,pH8.3,含192mmol/L甘氨酸和20%甲醇)的滤纸(16cm×16cm)。将16cm×16cm的硝酸纤维素薄膜用缓冲液浸湿,然后放置于上述滤纸上面。将电泳后的凝胶取出,割去浓缩胶后,细心地放在硝酸纤维素薄膜上,用带有乳胶手套的手指仔细地去除两层之间存在的气泡。在凝胶表面再放3层浸有转移缓冲液的滤纸。将电转移装置的阴极板用去离子水浸湿后盖上,接通电流。按0.8mA/$cm^2$进行电转移1h。

c. 封闭及切割

转移后的硝酸纤维素薄膜可用10%的脱脂奶粉溶液封闭空余部位2h(注意:若带分子量标准时,应在封闭前将其割下,并用氨基黑染色)。洗净后,用锋利小刀将薄膜割成约4mm宽的膜条,并在带有抗原的一面编上号码,放入试管内,加塞,4℃保存备用。

d. 检测HIV抗体

在蛋白印迹法反应槽内加入3mL洗涤液。加入待检血清6μL,混匀。加入上述备用的膜条1条,室温振摇2h,每份标本为1条。每次检测均需附阴、阳性对照。在振摇过程中,应使膜条带有号码的一面始终保持向上。倾去槽内的反应液,用洗涤液将各膜条洗5次,每次为3min。在各反应槽内加含1∶1000的HRP-兔抗人IgG酶标抗体反应液3mL,室温振摇1h,用洗涤液洗4次,最后用底物溶液洗1次。

加底物显色:底物组成:30mL 8.0g/L DONS乙醇液和1mL 72g/L TMB二甲基亚砜溶液

加 120mL 底物溶液，临用前加 60μL 35% $H_2O_2$。在每个反应槽内加底物 3mL，并不断振摇 3～5min。待阳性对照出现典型的蓝绿色区带后，迅速倾去，并去净各槽内的底物溶液。用蒸馏水冲洗膜条，使其停止反应。形成的有色区带，再用 3mL DONS 的水溶液(1∶4)固定 30min。取出膜条后晾干并保存于暗处。

② 结果判读

a. 显色后在硝酸纤维素膜条上，阳性对照和阳性标本的结果可能出现三种区带，即 env 带(gp120，gp41)、pol 带(p51/p61，p32，p11)、gag 带(p24，p17，p7)，而且一种带可能出现数条蛋白条带。其分子量大小可用分子量标准对应测得。

b. 确认实验的结果可根据 WHO 推荐的标准进行判断(表 13-1)。

阳性结果：至少一条 env 带和一条 pol 带；或至少一条 env 带和一条 gag 带；或至少一条 env 带、一条 gag 带和一条 pol 带；或至少 2 条 env 带。

可疑结果：一条 gag 带和一条 pol 带，或只有 gag 带，或只有 pol 带。

阴性结果：无病毒特异带。

**表 13-1　WHO 推荐的判定标准**

| 区带(含蛋白种类) | 出现条带数 | | | | | | | |
|---|---|---|---|---|---|---|---|---|
| env(gp120，gp41) | 1 | 1 | 1 | 2 | 0 | 0 | 0 | 0 |
| pol(p51/p61，p32，p11) | 0 | 1 | 1 | 0 | 1 | 0 | 1 | 0 |
| gag(p24，p17，p7) | 1 | 0 | 1 | 0 | 0 | 1 | 1 | 0 |
| 结果判断 | + | + | + | + | ± | ± | ± | - |

## 【注意事项】

1. 若检测结果(阳性对照 *A* 值-阴性对照 *A* 值)<0.80，该实验无效，需重做。

2. 凡待测标本被 ELISA 法判断为阳性，必须重新取样，双孔重复检测 1 次。若重复检测结果仍为阳性，则此份标本应视为 HIV-1 抗体或 HIV-2 抗体的 ELISA 法检测阳性。筛选实验的结果可根据表 13-2 的情况具体判定。

**表 13-2　筛选实验的结果判定**

| 检测次数 | 第 1 次 | 第 2 次 | 第 3 次 | 判定 |
|---|---|---|---|---|
| 检测结果 | - | | | - |
| | + | + | | + |
| | + | - | - | - |
| | + | - | + | + |

3. 间接 ELISA 法检测 HIV-1/2 抗体具有较高的灵敏度，但在大规模检测时，常有约 1% 的假阳性，故凡最终判断为 ELISA 法阳性的必须进行确认实验。

4. WB 法即蛋白印迹法，是目前公认的确诊 HIV 感染的方法。检测时，先将 HIV 蛋白抗原裂解，然后通过 SDS-PAGE 蛋白电泳，将裂解抗原按分子量大小分离，再转移至硝酸纤维素膜上。将割成膜条的硝酸纤维素薄膜与待检标本反应。若标本中有 HIV 抗体,抗体则与膜条上的抗原区带结合,形成抗原-抗体复合物。再用酶标抗人 IgG 抗体与膜条上的抗原-抗体复合物结合,使区带显色,即出现肉眼可见的不同区带。WB 法的敏感性及特异性均较 ELISA 法高,故常用于 HIV 抗体检测的确认实验,亦可用于 HIV 的分型。

5. HIV 的检测应按"全国 HIV 检测管理规范"进行,检验人员和设备都应具备相应条件,应经国家或省级卫生主管部门审查批准才可进行工作。

**【讨论与思考】**

1. ELISA 法检测 HIV 抗体的结果如何判断,它的临床意义是什么?
2. 蛋白质印迹法检测 HIV 抗体的实验原理及临床意义是什么?
3. 蛋白质印迹法检测 HIV 抗体的注意事项是什么?

(杨世兴)

# 第三篇

# 常见致病性真菌的检验技术

# 第十四章　常见浅部真菌的诊断技术

## 一、毛癣菌属

毛癣菌属(Trichophyton)属半知菌亚门丝孢菌目丛梗孢菌科,易侵犯人体皮肤、指(趾)甲和毛发的角质蛋白组织并生长繁殖,引起皮癣、体癣和甲癣。毛癣菌属真菌共20余种,临床上能引起动物和人感染的毛癣菌属常见的有红色毛癣菌、须癣毛癣菌、许兰毛癣菌、紫色毛癣菌和断发毛癣菌等。

【目的】

掌握毛癣菌属常见菌种的培养特性和鉴定要点。

【主要试剂、器材和动物】

1. 菌种:红色毛癣菌,须癣毛癣菌。
2. 培养基:SDA 培养基,PDA 培养基,尿素琼脂,毛发穿孔实验液体培养基。
3. 试剂:乳酸酚棉蓝染液。
4. 其他:正常成人清洁头发,接种环,接种针,盖玻片,载玻片, 28℃孵育箱。

【方法与结果判读】

1. 菌落观察

① 方法:将红色毛癣菌和须癣毛癣菌分别接种于 SDA 培养基上,28℃培养 1 周后,肉眼观察菌落形态特征。

② 结果判读:红色毛癣菌在 SDA 培养基上生长较慢,菌落呈绒毛状或粉状,常有放射状沟纹,表面呈白色或红色,背面呈典型酒红色。须癣毛癣菌在 SDA 培养基上生长较快,菌落呈粉状或颗粒状,中心有结节状小隆起,表面呈白色或黄色,背面呈黄色或褐色。

2. 形态观察

分别取红色毛癣菌和须癣毛癣菌纯培养物制片,经乳酸酚棉蓝染色,镜下观察两者菌丝和孢子的特征。红色毛癣菌菌丝可呈结节形或球拍状,大分生孢子多分隔,呈棒状或铅笔形,小分生孢子丰富,棒形或梨形,沿菌丝孤立或集簇排列。须癣毛癣菌可见螺旋状菌丝,大分生孢子多分隔,呈棒形或腊肠状,多见于粉状菌落,小分生孢子圆形,散在或呈葡萄状排列,数量较多。

3. 色素形成实验

① 方法:将红色毛癣菌和须癣毛癣菌分别接种于 PDA 培养基上,28℃培养 3 ~ 7 天后观察菌落颜色变化。

② 结果判读:在 PDA 培养基上培养后,红色毛癣菌产生红色色素,须癣毛癣菌不产生色素。

4. 尿素酶实验

① 方法:将红色毛癣菌和须癣毛癣菌分别接种于尿素培养基上,28℃培养 1 周后观察结果。

② 结果判读:红色毛癣菌尿素酶实验阴性,尿素培养基颜色未变红;须癣毛癣菌尿素酶实验阳性,使尿素培养基颜色变红。

5. 毛发穿孔实验

① 方法:取一束正常成人清洁头发,剪成 1cm 长置于平皿中,高压灭菌后放入毛发穿孔实验培养基中,分别将红色毛癣菌和须癣毛癣菌接种于发干上,28℃培养 4 周。每周取出几根头发置载玻片上,加乳酸酚棉蓝显微镜检查,直至第 4 周。

② 结果判读:红色毛癣菌毛发穿孔实验阴性,须癣毛癣菌毛发穿孔实验阳性,可使毛发产生凹陷或楔形缺损。

**【注意事项】**

1. 整个操作应遵循生物安全操作规程。
2. 红色毛癣菌和须癣毛癣菌可取临床标本(皮屑、毛发等)加 10% KOH 溶解后直接显微镜检查。

**【讨论与思考】**

做毛发穿孔实验时,需要同时做阳性对照的是哪个菌?

# 二、小孢子菌属

小孢子菌属(Microsporon)系皮肤丝状菌的一个属,共有 17 种,对人致病的有 8 种,临床常见的有铁锈色小孢子菌、石膏样小孢子菌和犬小孢子菌等。小孢子菌属细菌易感染皮肤和毛发,很少感染指(趾)甲,主要引起儿童头癣,也可引起体癣。

**【目的】**

掌握小孢子菌属常见菌种的培养特性和鉴定要点。

**【主要试剂、器材和动物】**

1. 菌种:铁锈色小孢子菌,石膏样小孢子菌。
2. 培养基:SDA 培养基,尿素琼脂,毛发穿孔实验液体培养基。
3. 试剂:乳酸酚棉蓝染液。
4. 其他:正常成人清洁头发,接种环,接种针,盖玻片,载玻片,28℃孵育箱。

**【方法与结果判读】**

### 1. 菌落特征

① 方法:将铁锈色小孢子菌和石膏样小孢子菌分别接种于 SDA 培养基上,28℃培养 1 周后,肉眼观察菌落形态特征。

② 结果判读:铁锈色小孢子菌生长缓慢,菌落呈皱褶、绒毛状,向四周发出放射状菌丝,表面呈淡黄色或铁锈色,背面呈铁锈色。石膏样小孢子菌生长迅速,初为绒毛状菌落,随培养时间延长,变为粉末状或颗粒状菌落,表面呈棕黄色,背面为红褐色。

### 2. 形态观察

铁锈色小孢子菌菌丝粗大而规则,呈竹节样分隔,有时可见球拍状菌丝及破梳状菌丝,无大小分生孢子,有大量的厚壁孢子,形态不规则。石膏样小孢子菌大分生孢子丰富,呈纺锤形,有 3 ~6 个分隔,壁薄光滑,小分生孢子多呈棒状,位于菌丝两侧。

### 3. 尿素酶实验

① 方法:将铁锈色小孢子菌和石膏样小孢子菌分别接种于尿素培养基上,28℃培养 1 周后观察结果。

② 结果判读:铁锈色小孢子菌尿素酶实验阴性,尿素琼脂未变红;石膏样小孢子菌尿素

酶实验阳性，尿素培养基变红。

4. 毛发穿孔实验

① 方法：取一束正常成人清洁头发，剪成1cm长置于平皿中，高压灭菌后放入毛发穿孔实验培养基中，分别将铁锈色小孢子菌和石膏样小孢子菌接种于发干上，28℃培养4周。每周取出几根头发置载玻片上，加乳酸酚棉蓝显微镜检查，直至第4周。

② 结果判读：铁锈色小孢子菌毛发穿孔实验阴性；石膏样小孢子菌毛发穿孔实验阳性，可使毛发产生凹陷或楔形缺损。

【注意事项】

1. 整个操作应遵循生物安全操作规程。
2. 可取毛发直接显微镜检查，观察菌丝和孢子特点。

【讨论与思考】

试述铁锈色小孢子菌、石膏样小孢子菌在沙氏培养基上的菌落特征。

## 三、表皮癣菌属

表皮癣菌属(Epidermophyton)目前只有一个种，即絮状表皮癣菌，能引起人类感染。絮状表皮癣菌是一种常见皮肤癣菌，可引起皮肤和指(趾)甲感染而造成股癣、足癣、体癣、手癣和甲癣。

【目的】

掌握絮状表皮癣菌的培养特征和鉴定要点。

【主要试剂、器材和动物】

1. 菌种：絮状表皮癣菌。
2. 培养基：SDA培养基。
3. 试剂：乳酸酚棉蓝染液。
4. 其他：接种环，盖玻片，载玻片，28℃孵育箱。

【方法与结果判读】

1. 菌落特征

① 方法：将絮状表皮接种于SDA培养基上，28℃培养1周后，观察菌落形态特征。

② 结果判读：该菌在 SDA 培养基上生长缓慢，早期菌落为膜状，周围有放射状沟纹，中心覆有菌丝，随时间延长，菌落呈黄绿色，羊毛状。

2. 形态观察

该菌菌丝细，有特征性的大分生孢子，呈棒形，2～4 个分隔，壁薄光滑，单个或成群排列，形成在菌丝侧壁或顶端。无小分生孢子，可有厚壁孢子。

**【注意事项】**

1. 整个操作应遵循生物安全操作规程。
2. 絮状表皮癣菌不侵犯毛发，只侵犯表皮和甲板，可取标本直接显微镜检查。

**【讨论与思考】**

试述絮状表皮癣菌的培养特征。

（谢小芳）

# 第十五章　常见深部真菌的诊断技术

## 一、假丝酵母菌属

假丝酵母菌属，俗称念珠菌（Monilia），共有 81 个种，其中 11 种对人致病，临床常见的有白假丝酵母菌和热带假丝酵母菌。白假丝酵母菌通常寄居在人的口腔、上呼吸道、阴道和肠道黏膜上，当机体免疫力下降或发生正常菌群失调时，可引起各种念珠菌病。热带假丝酵母菌广泛分布于自然界，也存在于人体表面以及和外界相通的腔道中，可引起皮肤、黏膜和内脏假丝酵母菌病。

**【目的】**

1. 掌握白假丝酵母菌的培养特性和鉴定要点。
2. 熟悉其他常见假丝酵母菌的培养特性和鉴定要点。

**【主要试剂、器材和动物】**

1. 菌种：白假丝酵母菌，热带假丝酵母菌，光滑假丝酵母菌，克柔假丝酵母菌纯培养物。
2. 培养基：SDA 培养基，血平板，玉米粉 Tween-80 培养基，CHROMagar（科玛嘉）念珠菌显色培养基，糖发酵和同化实验培养管。
3. 试剂：革兰染液，小牛血清或混合人血清。
4. 其他：接种环，接种针，盖玻片，载玻片，无菌试管，无菌吸管，生理盐水，28℃和 35℃孵育箱。

**【方法与结果判读】**

### 1. 菌落观察

① 方法：用接种环挑取白假丝酵母菌和热带假丝酵母菌，分别接种于 SDA 培养基和血平板上，35℃培养 24 ~ 48h 后肉眼观察菌落形态特征。

② 结果判读：经 35℃培养 24 ~ 48h 后，白假丝酵母菌在 SDA 培养基上形成奶油色光滑

菌落,在血平板上为乳白色、干燥、凸起、边缘有毛刺状的菌落,具有较浓的酵母味。热带假丝酵母菌在 SDA 培养基和血平板上均为灰白色、无光泽菌落。光滑假丝酵母菌在 SDA 培养基上形成乳白色、奶酪样菌落。克柔假丝酵母菌在 SDA 上为灰黄色、皱起的菌落,在血平板上菌落较小。

## 2. 形态观察

白假丝酵母菌直接湿片镜检可见卵圆形芽生孢子,典型者可呈"8"字形。革兰染色为阳性,菌体细胞多呈卵圆形,较葡萄球菌大。孢子可伸长成芽管,不与母细胞脱离而形成假菌丝。

## 3. 芽管形成实验

① 方法:取无菌试管,加入 0.5mL 混合人血清,分别挑取少量假丝酵母菌菌落,混匀,置 35℃孵育 2 ~ 3h 后,用接种环挑取菌液湿片镜检,观察芽管形成情况。

② 结果判读:白假丝酵母菌经 35℃孵育 2 ~ 3h 后菌体出芽生长可形成芽管,但其他假丝酵母菌多不产生芽管。

## 4. 厚壁孢子形成实验

① 方法:将上述四种菌分别接种于玉米粉 Tween-80 培养基上,28℃孵育 24 ~ 48h 后,涂片镜检,观察厚壁孢子形成情况。

② 结果判读:白假丝酵母菌顶端可形成圆形的厚壁孢子,其他假丝酵母菌多不形成。

## 5. 糖发酵和同化实验

① 方法:用接种针挑取上述四种菌菌落,分别接种至葡萄糖、麦芽糖、蔗糖、乳糖的发酵小管和同化反应小管中,28℃孵育 24 ~ 48h 后观察结果。

② 结果判读:白假丝酵母菌能发酵葡萄糖和麦芽糖,能同化利用葡萄糖、麦芽糖和蔗糖,均不能发酵和同化利用乳糖,其他假丝酵母菌的实验结果见表 15-1。

**表 15-1 常见假丝酵母菌糖发酵和同化实验结果**

| 菌株 | 糖发酵实验 | | | | 糖同化实验 | | | |
|---|---|---|---|---|---|---|---|---|
| | 葡萄糖 | 麦芽糖 | 蔗糖 | 乳糖 | 葡萄糖 | 麦芽糖 | 蔗糖 | 乳糖 |
| 白假丝酵母菌 | + | + | − | − | + | + | + | − |
| 热带假丝酵母菌 | + | + | + | − | + | + | + | − |
| 光滑假丝酵母菌 | + | + | − | − | + | + | − | − |
| 克柔假丝酵母菌 | + | − | − | − | + | − | − | − |

## 6. CHROMagar 显色培养基显色特征

① 方法:将上述四种菌划线接种至 CHROMagar 显色平板上,35℃孵育 24 ~ 48h 后观察

菌落颜色。

② 结果判读：白假丝酵母菌呈翠绿色菌落，热带假丝酵母菌呈蓝灰色菌落，光滑假丝酵母菌为白色或紫红色较大菌落，克柔假丝酵母菌呈粉红色菌落。

**【注意事项】**

1. 整个操作应遵循生物安全操作规程。

2. 用 CHROMagar 显色培养基鉴定假丝酵母菌时，除了白假丝酵母菌孵育 24h 显色效果较好外，其他假丝酵母菌最好以孵育 48h 显色结果为准。

**【讨论与思考】**

白假丝酵母菌有哪些培养特征，鉴定要点是什么？

## 二、隐球菌属

隐球菌属（Cryptococcus）于 1894 年在法国首先发现，共有 17 个种和 7 个变种，其中只有新型隐球菌及其变种具有致病性。新型隐球菌可经呼吸道侵入人体，主要侵犯的脏器有肺、脑和脑膜等，也可侵犯皮肤、骨和关节。新型隐球菌病好发于免疫功能低下者。

**【目的】**

掌握新型隐球菌的形态特点、培养特性和鉴定要点。

**【主要试剂、器材和动物】**

1. 菌种：新型隐球菌。

2. 培养基：SDA 培养基，血平板，尿素琼脂，糖发酵和同化实验培养管。

3. 试剂：印度墨汁，革兰染液，乳酸酚棉蓝染液。

4. 其他：接种环，接种针，盖玻片，载玻片，无菌试管，无菌吸管，生理盐水，28℃和 35℃孵育箱。

**【方法与结果判读】**

### 1. 菌落特征

① 方法：将新型隐球菌分别接种于 SDA 培养基和血平板上，35℃培养 48 ~ 72h 后观察菌落特征。

② 结果判读：该菌在 28℃或 35℃均可生长，经培养 48 ~ 72h 后，可在 SDA 培养基上形

成奶油色、黏稠、不透明的菌落，在血平板上呈乳白色、混浊的酵母菌落，培养1周后菌落可转成淡黄色。

2. 形态观察

（1）直接镜检

① 方法：采用墨汁负染法，取脑脊液标本离心后的沉淀与墨汁混合，镜下观察菌体形态。

② 结果判读：暗背景下可见椭圆形厚壁孢子，外有一层宽厚的透明荚膜，折光性强。菌体内可见单个出芽，但无真假菌丝。

（2）染色镜检

① 方法：取新型隐球菌纯培养物，制备涂片，待干燥后革兰染色或乳酸酚棉蓝染色，镜下观察芽生孢子特征。

② 结果判读：经革兰染色和乳酸酚棉蓝染色后，可见菌体细胞为圆形或椭圆形，无荚膜，革兰染色阳性。

3. 糖发酵和同化实验

① 方法：挑取新型隐球菌菌落分别接种于葡萄糖、麦芽糖、蔗糖、乳糖发酵和同化反应管内，35℃培养48～72h后观察结果。

② 结果判读：新型隐球菌对各种糖发酵实验均为阴性，但能同化多种糖类，如葡萄糖、麦芽糖、蔗糖，不同化乳糖。

4. 脲酶实验

① 方法：将新型隐球菌接种于尿素琼脂上，35℃培养48～72h后观察结果。

② 结果判读：尿素琼脂变红色，脲酶实验阳性。

**【注意事项】**

1. 整个操作应遵循生物安全操作规程。

2. 新型隐球菌35℃培养生长良好，非致病性隐球菌35℃不生长。

3. 隐球菌性脑膜炎患者的脑脊液标本直接镜检通常可观察到典型荚膜特征，但新型隐球菌的原代培养物只能偶见小的荚膜，继代培养通常不见荚膜。

**【讨论与思考】**

隐球菌有哪些培养特征，鉴定要点是什么？

（谢小芳）

# 第四篇

# 临床微生物标本的综合检验技术

# 第十六章　血液及骨髓标本的细菌学检验

血液和骨髓是临床实验室非常重要的标本，正常人的血液和骨髓标本应该是无菌的。菌血症多数是由于机体感染或携带的细菌进入血液内引起，一旦发生感染死亡率极高，对其进行细菌学检验，为临床提供及时准确的病原学诊断及抗生素敏感性分析对患者的治疗至关重要。血培养可以帮助诊断先天性或置换性瓣膜感染、化脓性血栓性静脉炎、导管相关性血流感染等疾病。

**【目的】**

1. 掌握血液及骨髓标本的细菌学检验程序和方法。
2. 掌握血液及骨髓标本中常见细菌的检验技术。

**【主要试剂、器材和动物】**

1. 标本：疑为菌血症患者的血液或骨髓标本。
2. 培养基

(1) 自动化仪器培养法：含树脂成人需氧瓶，含树脂儿童需氧瓶，标准需氧瓶，标准厌氧瓶，含树脂厌氧瓶，含溶血素厌氧瓶等。

(2) 手工培养法：硫酸镁葡萄糖肉汤，胆汁葡萄糖肉汤，硫乙醇酸钠肉汤，羊血琼脂平板，巧克力琼脂平板，厌氧血琼脂平板，KIA、MIU、甘露醇发酵管等。

3. 试剂：3% $H_2O_2$ 溶液，氧化酶试剂，革兰染色液，5μg/片新生霉素药敏纸片等。
4. 其他：沙门菌属诊断血清，新鲜人或兔血浆。

**【方法与结果判读】**

## 1. 标本采集

怀疑为菌血症的患者，一般应在发病初期采集标本，或在体温上升期采集标本；原则上应在抗生素使用前采集，对已开始抗生素治疗的患者可在下次给药前采集；大多由肘静脉采集，对亚急性细菌性心内膜炎的患者采集股动脉血，也可在靠近感染病灶的部位采集。采血部位先用碘伏消毒，然后用 75% 乙醇脱碘。成人采血量每次 8 ~ 10mL 为最佳，儿童 1 ~ 2mL 为宜，分别注入硫酸镁葡萄糖肉汤（需氧培养）和硫乙醇酸钠肉汤（厌氧培养）培养瓶中，疑为沙门菌引起的肠热症可注入胆汁葡萄糖肉汤培养瓶中，轻轻摇动混匀。血液与培养基的比例应为 1∶10，可使血液中的抗菌物质如原有抗生素、溶菌酶、抗体和补体等充分稀释，不能发挥抗菌活性。

2．检验程序

血液、骨髓标本的细菌学检验程序见图 16-1。

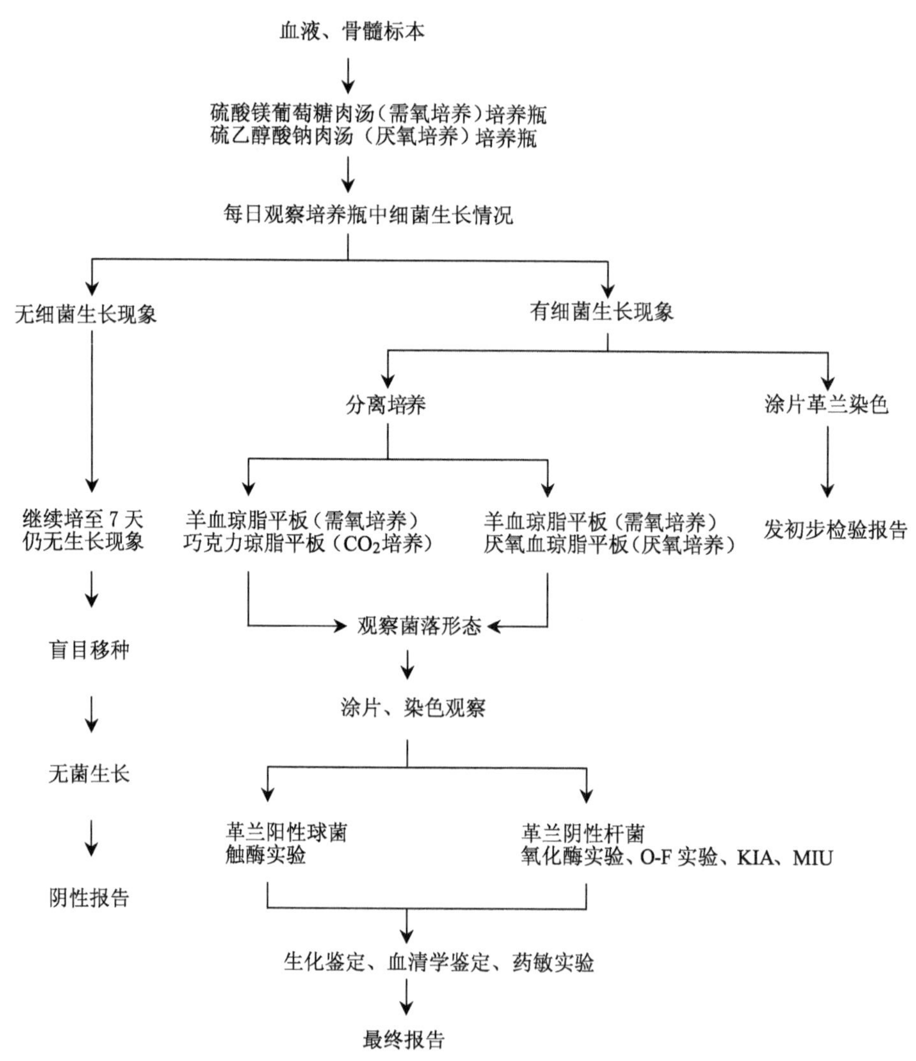


**图 16-1　血液、骨髓标本的细菌学检验程序**

3．常见致病菌检验

（1）将采集后注入样本的血培养瓶置全自动微生物培养仪上培养，或将培养基放入 35℃孵育箱中孵育，手工培养时需每日观察 1 次，连续观察至第 7 天，注意观察血培养瓶的变化。机器法培养中，培养瓶中如果有细菌生长时，全自动培养仪会自动报警。

（2）如怀疑血液细菌培养瓶中有细菌生长，用无菌技术取瓶内液体进行涂片，革兰染色检查，发现细菌，根据细菌的染色性及形态特征给出初步报告。

（3）如发现培养液浑浊、溶血、产生绿色色素、表面菌膜生长、胶冻状凝固或细胞层颗粒状生长，均为细菌生长现象。用无菌技术取瓶内液体接种至固体培养基上。需氧培养瓶接种羊血琼脂平板、巧克力血琼脂平板，前者做普通需氧培养，后者放入5% $CO_2$环境35℃孵育24h；厌氧培养瓶接种厌氧血琼脂平板和羊血琼脂平板，前者置厌氧环境进行35℃ 48h厌氧培养，后者做普通需氧培养。观察菌落生长情况。

（4）对细菌菌落涂片、革兰染色，观察细菌形态及染色性，如为革兰阴性杆菌，进行氧化酶实验、触酶实验和硝酸盐还原实验。氧化酶实验阴性、触酶实验和硝酸盐还原实验阳性者初步判断为肠杆菌科细菌，可采用全自动微生物鉴定分析仪进行鉴定，也可采用手工鉴定方法。先接种KIA、MIU培养基，若KIA、MIU培养基上的生化结果符合沙门菌属者，用沙门菌属诊断血清做玻片凝集后确认血清型。若KIA、MIU培养基上的生化结果符合肠杆菌科其他菌属，初步鉴定流程见表16-1，全面鉴定参见第二章相关内容。氧化酶实验阳性或阴性，不发酵或不利用葡萄糖者，疑为非发酵菌，可采用全自动微生物鉴定分析仪进行鉴定，也可采用API微生物鉴定系统进行鉴定或手工鉴定，详细内容参见第一章相关内容。

**表16-1　血液及骨髓中常见革兰阴性杆菌的初步鉴定**

| 氧化酶 | 触酶 | 硝酸盐还原 | O/F | KIA | | | | MIU | | | 可能归属 |
|---|---|---|---|---|---|---|---|---|---|---|---|
| | | | | 斜面 | 底层 | 产气 | $H_2S$ | 动力 | 靛基质 | 脲酶 | |
| − | + | + | F | K | A | + | −/+ | + | − | − | 甲型副伤寒沙门菌 |
| − | + | + | F | K | A | + | 2+ | + | − | − | 乙型副伤寒沙门菌 |
| − | + | + | F | K | A | − | +/− | + | − | − | 伤寒沙门菌 |
| − | + | + | F | K | A | + | + | + | − | − | 其他沙门菌 |
| − | + | + | F | A | A | + | − | + | + | − | 大肠埃希菌 |
| − | + | + | F | A | A | + | − | − | +/− | + | 克雷伯菌属 |
| − | + | + | F | A | A | + | − | + | − | − | 肠杆菌属 |
| − | + | + | F | K | A | + | + | + | +/− | + | 枸橼酸杆菌属 |
| + | + | +/产气 | O | K | K | − | − | + | − | − | 假单胞菌属 |
| − | + | − | O | K | K | − | − | − | − | − | 不动杆菌属 |

（5）对细菌菌落涂片、革兰染色，发现革兰阳性球菌，葡萄串样或散在排列，触酶实验阳性，初步判断为葡萄球菌。触酶实验阴性，链状或散在排列，或成双排列，初步判断为链球菌属或肠球菌属。全面鉴定参见第一章相关内容。

（6）血液标本中常见的病原菌见表 16-2。

**表 16-2 血液及骨髓标本中常见的病原菌**

| 形态染色 | 种 类 |
| --- | --- |
| 革兰阳性细菌 | |
| 球菌 | 金黄色葡萄球菌、表皮葡萄球菌、A 群、B 群链球菌、绿色链球菌、肺炎链球菌、肠球菌、厌氧链球菌 |
| 杆菌 | 产单核李斯特菌、炭疽芽胞杆菌、产气荚膜梭菌 |
| 革兰阴性细菌 | |
| 球菌 | 脑膜炎奈瑟菌、卡他布拉汉菌 |
| 杆菌 | 伤寒及副伤寒沙门菌、大肠埃希菌、肺炎克雷伯菌、铜绿假单胞菌、不动杆菌、流感嗜血杆菌、气单胞菌、去硝化产碱杆菌、胎儿弯曲菌、沙雷菌、类杆菌、梭杆菌、布鲁菌、鼠疫耶尔森菌 |

## 【结果报告】

血培养的结果应及时快速报告给临床医师，在增菌过程中培养瓶中怀疑有细菌生长，经涂片、革兰染色证实，可报告“疑有××细菌生长”。经分离培养，生化实验及血清学鉴定后，可报告“血液细菌培养×天，有××细菌生长”，并同时报告体外抗菌药物敏感实验结果。如果增菌培养至第 7 天，培养瓶中仍无细菌生长迹象，经盲目传代证实无细菌生长，可报告“血液细菌学培养 7 天，无细菌生长”。临床诊断为特殊要求的标本，可持续培养 2 周或更长时间，方可发阴性报告。

## 【注意事项】

1. 一般应在抗菌药物使用前采集血液标本，如果患者已用过抗菌药物或情况不明时，应使用硫酸镁肉汤增菌液，以中和四环素、链霉素、新霉素、多粘菌素等抗生素，并添加抗菌物质拮抗剂，如 5% 对氨基苯甲酸（PABA）拮抗磺胺类、100IU/50mL 青霉素酶破坏青霉素和加入 0.03% ~0.05% 聚茴香脑磺酸钠（SPS）灭活氨基糖苷类及多肽类抗生素。

2. 对疑为波浪热、亚急性细菌性心内膜炎的患者，培养瓶应孵育至第 4 周，盲目翻种后无菌生长，方可报告阴性。

3. 为了尽快发现病原菌，在 7 天的孵育期内应至少盲目翻种两次，第一次在标本孵育 12 ~18h 后。在以后的孵育期中应每天观察瓶内的变化，如有细菌生长现象，需及时接种和涂片染色观察报告。7 天孵育后仍无细菌生长迹象，进行盲目接种。每次接种分别进行需氧和厌氧培养，需氧培养需接种羊血平板和巧克力琼脂平板，厌氧培养需接种厌氧血琼脂平板和羊血琼脂平板。

4. 血液细菌学培养是诊断菌血症和败血症的病原学依据。常见的病原菌见表 16-2。在同一患者的 2 份血液标本中检出同一细菌，或检出细菌的患者在 2 ~3 周后血清中的相应抗体升高，则可做出肯定的病原学结论。一般菌血症由一种细菌引起，但也有两种细菌同时混合感染、两种细菌或细菌和真菌的先后交替感染情况，有时也会出现不常见的细菌，这些情况不能随意判定为污染菌。

5. 对脑膜炎、细菌性肺炎等需马上开始抗菌治疗的急性发热性疾病，或急性骨髓炎、化脓性关节炎等需紧急手术的患者，应立即从两臂分别取2份标本做血液细菌培养。对心内膜炎患者，在24h内采血3次，每次间隔不少于30min；必要时次日再采血2次。对不明原因发热者两次抽血间隔60min；必要时于24～48h后再抽血2次。因为1次血培养不足以说明问题，且会遗漏阳性结果。

【讨论与思考】

1. 简述血液标本采集的方法和时机。
2. 血液标本采集时如何进行皮肤消毒？
3. 血液和骨髓中常见病原体有哪些？
4. 血液培养阳性标本如何报告结果？

（段秀杰　王文凯）

# 第十七章　尿液标本的细菌学检验

正常人体内，经肾脏分泌形成的尿液是无菌的，因此经膀胱穿刺留取的尿液也应是无菌的，但尿液流经尿道及尿道口时，往往会被尿道及尿道口的细菌污染。因此，尿液标本留取的是否合格对培养结果的影响很大。培养时的定量计数是区分感染和污染的有效手段。

**【目的】**

1. 掌握尿液标本的细菌学检验程序和方法。
2. 掌握尿液标本的细菌计数方法。

**【主要试剂、器材和动物】**

1. 标本：清洁中段尿，导尿管留取尿，膀胱穿刺尿。
2. 培养基：羊血琼脂平板，巧克力琼脂平板，KIA、MIU、甘露醇发酵管。
3. 试剂：3% $H_2O_2$ 溶液，氧化酶试剂，革兰染色液，5μg/片新生霉素药敏纸片。
4. 其他：诊断血清，新鲜人或兔血浆。

**【方法与结果判读】**

## 1. 标本采集

尿道口及外阴部位存在正常菌群，在采集尿液标本时，极易引起污染。应遵守无菌操作，避免正常菌群的污染。常用的采集方法有以下几种：

（1）中段尿采集法：是临床上最常采用的方法。采集清洁中段尿，嘱咐患者睡觉前少饮水，清晨起床后采集为佳。女性患者先以肥皂水清洗会阴部，而后用 1 : 1000 的高锰酸钾水溶液冲洗外阴部及尿道口，用灭菌纱布擦干，用手指将阴唇分开排尿，弃去前段尿，留取中段尿 10～20mL 于无菌容器中加盖送检。男性患者应翻转包皮，用 1 : 1000 新洁尔灭消毒尿道口，再用无菌生理盐水冲洗，无菌纱布擦干后开始排尿，弃去前段尿，留取中段尿 10～20mL 于无菌容器中加盖送检。

（2）导尿法：用导尿管导尿收集 10～20mL 尿液。导尿法可以避免污染，但患者难以接受，而且有诱发逆行感染的危险。

（3）肾盂尿收集法：由泌尿科医师在膀胱镜下分别采集左右侧输尿管的尿液。

（4）膀胱穿刺法：在膀胱充盈的状态下，在患者耻骨联合部位用碘伏、乙醇消毒后，以无菌注射器穿刺抽取尿液。此法用于尿液厌氧菌培养或儿童留取中段尿困难者。

(5) 留尿法:留取 24h 尿液,取沉淀部分约 100mL 送检。主要用于疑为泌尿道结核患者的检查。

## 2. 检验程序

尿液标本的细菌检验程序见图 17-1。

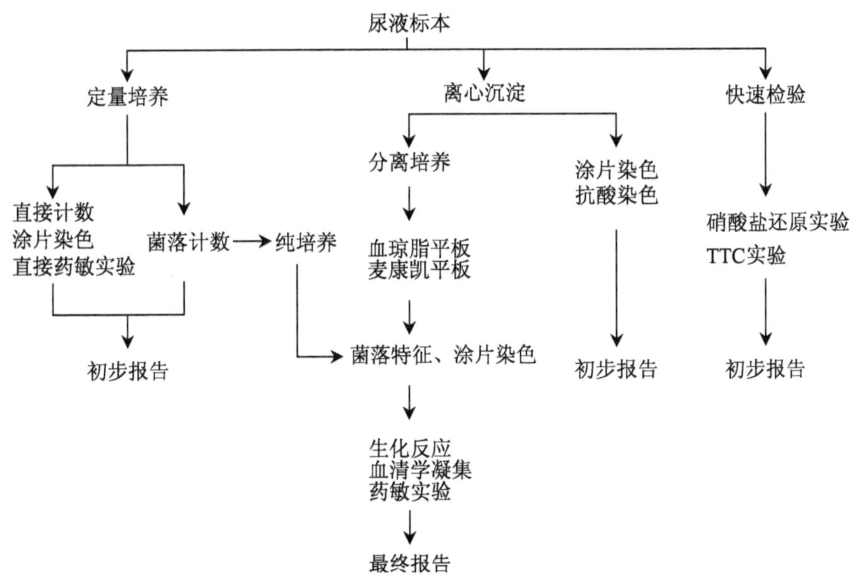


**图 17-1 尿液标本的细菌学检验程序**

## 3. 常见致病菌检验

(1) 尿液的菌落计数

1) 直接计数法:将尿液标本混匀,取 1 滴尿液滴于载玻片上,覆盖盖玻片,用相差显微镜观察每个视野的细菌数,可大致估计尿液中的细菌数。如每视野有 100 个以上的细菌则尿液中的细菌数约多于 $10^7$ 菌数/mL,每视野有 10 个以上的细菌则尿液中的细菌数约多于 $10^5$ 菌数/mL,每视野有 1 个以上的细菌则尿液中的细菌数约多于 $10^4$ 菌数/mL。可同时观察细菌的形态和运动情况,也可将 0.001mL 尿液涂布在玻片上进行革兰染色,用油镜观察,如每视野有 1 个以上的细菌则尿液中的细菌数约多于 $10^5$ 菌数/mL。

2) 定量接种法:用定量接种环取尿液,在血平板上连续划线接种;或用无菌移液器吸取 0.1mL 尿液标本,用 9.9mL 无菌生理盐水稀释后,取 0.1mL 于血平板上涂布接种,35℃孵育箱中孵育 18~24h,计数平板上生长的菌落数,再计算每毫升尿液中细菌数。

$$每毫升尿液中细菌数 = 平板上的菌落数 \times 100/0.1$$

3) 倾注培养法:取 0.1mL 尿液标本用 9.9mL 无菌生理盐水稀释后,取 1mL 于无菌平皿中,加入已溶化并冷却至 50℃的普通琼脂培养基,立即混匀,凝固后置 35℃孵育箱中孵育 18~24h,计数平板上生长的菌落数,乘以 100 即得每毫升尿液中的细菌数。

（2）普通需氧培养：将尿液标本离心，取沉淀接种于血琼脂和麦康凯平板上，35℃孵育18～24h，观察有无菌落生长，根据菌落特征和革兰染色镜检结果，如为革兰阴性杆菌，进行氧化酶实验、触酶实验和硝酸盐还原实验。氧化酶实验阴性、触酶实验和硝酸盐还原实验阳性者初步判断为肠杆菌科细菌，再接种KIA、MIU培养基。KIA、MIU培养基上的生化结果符合沙门菌属者，用沙门菌属诊断血清做玻片凝集后确认血清型；KIA、MIU培养基上的生化结果符合肠杆菌科其他菌属，参见第二章相关内容进行鉴定；氧化酶实验阳性或阴性，不发酵或不利用葡萄糖者，疑为非发酵菌，参见第四章相关内容进行鉴定。尿液中常见革兰阴性杆菌的初步生化鉴定见表17-1。

表17-1　尿液中常见革兰阴性杆菌的初步生化鉴定

| 氧化酶 | 触酶 | 硝酸盐还原 | O/F | KIA | | | | MIU | | | 可能归属 |
|---|---|---|---|---|---|---|---|---|---|---|---|
| | | | | 斜面 | 底层 | 产气 | $H_2S$ | 动力 | 靛基质 | 脲酶 | |
| − | + | + | F | A | A | + | − | + | + | − | 大肠埃希菌 |
| − | + | + | F | A | A | + | − | − | +/− | + | 克雷伯菌属 |
| − | + | + | F | A | A | + | − | + | − | − | 肠杆菌属 |
| − | + | + | F | K | A | + | + | + | +/− | + | 枸橼酸杆菌属 |
| − | + | + | F | K | A | −/+ | +/− | + | − | − | 沙门菌属 |
| − | + | + | F | K | A | + | + | + | +/− | + | 变形杆菌属 |
| + | + | +/产气 | O | K | K | − | − | + | − | − | 假单胞菌属 |
| − | + | − | O | K | K | | | | | | 不动杆菌属 |
| + | + | + | F | A | A | + | − | + | | | 弧菌科 |

细菌菌落涂片、革兰染色，发现革兰阳性球菌，葡萄串样或散在排列，触酶实验阳性，初步判断为葡萄球菌；触酶实验阴性，链状或散在排列，或成双排列，初步判断为链球菌属或肠球菌属，需观察血平板上菌落形态和溶血情况，以及麦康凯平板上是否生长。进一步进行胆汁-七叶苷和6.5% NaCl生长实验，以确认肠球菌属；如为链球菌属则需进行杆菌肽敏感实验、CAMP实验、马尿酸钠实验等及血清分型实验鉴定，参见第一章相关内容进行鉴定。

（3）淋病奈瑟菌：接到标本后立即将尿液标本离心，取沉淀接种于置35℃预温的淋病奈瑟菌选择性培养基中，35℃ 5% $CO_2$孵育18～24h观察结果，若无细菌生长则继续孵育至48h，若有小而隆起、透明、湿润的可疑菌落，参照第一章“四、奈瑟菌属和卡他莫拉菌”进行鉴定。在接种同时取沉淀涂片革兰染色镜检，若发现有革兰阴性肾形双球菌，存在于脓细胞内外，则可报告“查见细胞内（外）革兰阴性双球菌，疑似淋病奈瑟菌”。

（4）结核分枝杆菌：将尿液标本4000r/min离心，取沉淀做两张涂片，分别进行萋-纳氏抗酸染色和潘本汉染色，在两张涂片上镜检均发现有红色杆菌，则可报告“见抗酸杆菌”，如萋-纳氏抗酸染色片上有红色杆菌而潘本汉染色片中无，则为耻垢分枝杆菌。结核分枝杆菌的培养参见第六章相关内容。

（5）尿路感染常见的病原微生物见表17-2。

表 17-2　尿路感染常见的病原微生物

| 形态染色 | 种　类 |
| --- | --- |
| 革兰阳性细菌 | |
| 球菌 | 金黄色葡萄球菌、表皮葡萄球菌、腐生葡萄球菌、肠球菌属菌种、链球菌属菌种 |
| 杆菌 | 分枝杆菌属菌种、棒状杆菌属菌种 |
| 革兰阴性细菌 | |
| 球菌 | 淋病奈瑟菌 |
| 杆菌 | 大肠埃希菌、变形杆菌、伤寒及副伤寒沙门菌、肺炎克雷伯菌、产气肠杆菌、铜绿假单胞菌、不动杆菌、沙雷菌、厌氧菌 |
| 其他 | 支原体、衣原体、真菌 |

## 【结果报告】

平板上如有细菌生长，进行常规细菌鉴定及抗生素敏感性分析，同时计数菌落数，报告“尿液中××菌生长，菌落数为××cfu/mL”。如无细菌生长，经 48h 培养后仍无细菌生长，报告“普通需氧培养 48h 无细菌生长”。尿液中的活菌计数的数量不但具有临床意义，而且对进一步采取的检验操作具有直接的指导意义。尿液中菌落计数的临床意义及其与检验操作的关系见表 17-3。

表 17-3　尿液活菌计数的临床意义及其与检验操作的关系

| 尿液来源 | 种菌落数 $\times 10^3$ | 检验操作 | 临床意义 |
| --- | --- | --- | --- |
| 消毒中段尿 | 50 以下 | 仅报告菌落数及革兰染色特征 | 污染可能性大 |
| | 50～100 | 纯培养进行鉴定及药敏实验 | 结合临床进行判断 |
| | 100 以上 | 生长量“3+”的菌需进行鉴定及药敏实验 | 感染菌 |
| 导尿 | 1 以上 | 若生长 3 种以内进行鉴定及药敏实验 | 感染菌 |
| 耻骨穿刺及透析尿 | 任意数 | 所有微生物均需进行鉴定及药敏实验 | 感染菌 |

## 【注意事项】

1. 若革兰阴性杆菌尿液菌落计数 $<10^4$/mL 可判断为污染，$>10^5$/mL 可判断为感染，$10^4 \sim 10^5$/mL 为可疑需重复检查，对于革兰阳性球菌而言尿液菌落计数 $>10^4$/mL 可判断为感染菌，需要进一步做细菌鉴定及药敏分析。

2. 尿路感染一般由单一细菌引起，10% 的尿路感染者也可由一种以上细菌引起。当同一份标本中同时检出三种或三种以上细菌时，标本污染可能性大，需重新留取标本检查。

3. 尿液是良好的细菌生长环境，采样后应立即检验，放置时间过长会导致感染菌和杂菌过度生长，影响诊断的准确性，室温下放置不得超过 2h。不能及时接种的标本可临时存放 4℃ 冰箱保存，但不得超过 8h，疑似淋病奈瑟菌感染时标本不能冷藏保存，应在接受标本后及时培养。

4. 菌落计数的影响因素较多，与抗生素的使用、输液、使用利尿剂、尿液的 pH 值变化和细菌种类有关。

5. 尿液标本中不得加入防腐剂和消毒剂。

6. 为了避免变形杆菌迁徙生长而污染其他标本,每个平板只能接种一个尿液标本,也可使用抑制变形杆菌迁徙生长的培养基如麦康凯、CLED 培养基。

**【讨论与思考】**

1. 尿液标本留取及运送的注意事项有哪些?
2. 尿液中常见的病原菌有哪些?
3. 尿液标本的检验程序是什么?

(段秀杰　王文凯)

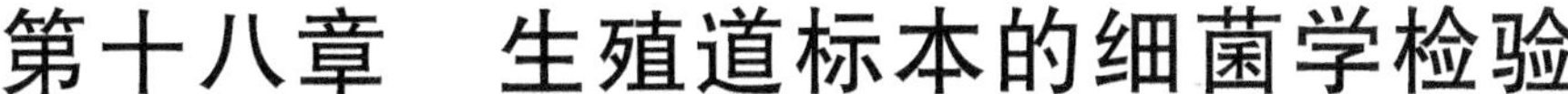

# 第十八章　生殖道标本的细菌学检验

生殖道标本的取材合格与否是临床实验室获得准确培养结果的前提，由于外生殖器如男性尿道口和女性阴道，常有多种细菌生长，因此取材时要尽量避免此类部位细菌的污染。

**【目的】**

1. 掌握生殖道标本的正确留取方法。
2. 掌握生殖道标本的细菌学检验程序和方法。

**【主要试剂、器材和动物】**

1. 标本：尿道或宫颈拭子。
2. 培养基：血琼脂平板，卵黄双抗平板，巧克力琼脂平板，解脲支原体培养基，人型支原体培养基，淋病奈瑟菌平板，衣原体检测试剂，沙氏培养基。

**【方法与结果判读】**

## 1. 标本采集

(1) 男性生殖道分泌物的采集：用无菌生理盐水清洗尿道口，用无菌棉签清理自然溢出的脓液，然后从阴茎的腹面向龟头方向按摩，使脓液流出，另取一支无菌棉签采集脓液标本，置无菌试管中。采集前列腺液时，从肛门用手指按摩前列腺，使前列腺液流出，收集于无菌试管中。

(2) 女性生殖道标本的采集：应使用窥阴器在明示下操作，用长的无菌棉签采集阴道后穹隆分泌物；或先用棉签擦去宫颈口及其周围的分泌物，另取一支棉签伸入宫颈内 1 ~ 2cm，缓缓转动数次后取出。盆腔脓肿者，应消毒阴道后，进行后穹隆穿刺，由直肠子宫凹陷处抽取标本。子宫腔分泌物需要用无菌导管外包保护套的双重套管，伸入子宫后戳穿外套后抽取。

(3) 怀疑梅毒的患者，对外生殖器的硬下疳处先以无菌生理盐水清理创面，再从溃疡底部挤出少许组织液，用清洁玻片直接蘸取，加盖玻片后送检。

## 2. 检验程序

生殖道标本的细菌学检验程序见图 18-1。

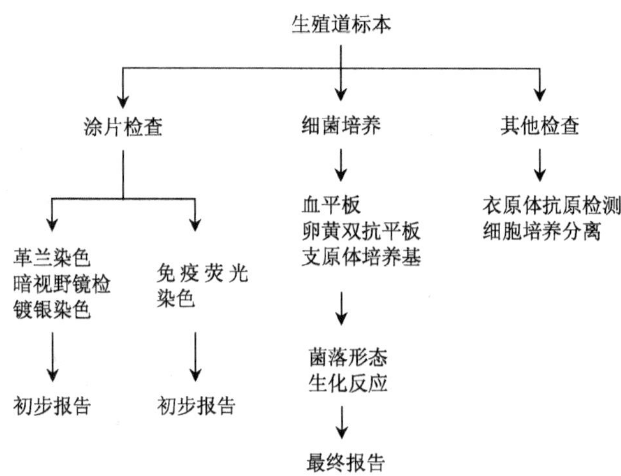


**图 18-1 生殖道标本的细菌学检验程序**

3. 常见致病菌检验

(1) 涂片检查:分泌物涂片革兰染色,油镜观察。检查梅毒螺旋体,需用暗视野显微镜或镀银染色法检查;若检查沙眼衣原体用吉姆萨染色检查包涵体,鉴定方法详见第九章相关内容。

(2) 普通细菌培养鉴定:将标本接种于血液琼脂平板做划线分离,根据菌落特征、细菌形态及菌群情况进行进一步鉴定。

(3) 淋病奈瑟菌的分离培养鉴定:标本立即接种于淋病奈瑟菌培养基或巧克力琼脂平板上,在3% ~7% $CO_2$下经35℃孵育24 ~48h,取可疑菌落涂片,革兰染色镜检,并做氧化酶实验、糖(葡萄糖、麦芽糖、蔗糖)发酵实验以鉴定。

(4) 解脲脲原体分离培养鉴定:标本接种在解脲脲原体培养基中,置5% $CO_2$孵育箱37℃孵育24 ~48h,培养液若清亮且呈紫红色,进一步鉴定解脲脲原体。具体操作方法:① 取此培养液0.05mL 接种于解脲脲原体固体培养基上,置5% $CO_2$孵育箱37℃孵育24 ~48h,于低倍镜下观察,如发现“油煎蛋”样菌落为阳性。② 将解脲脲原体阳性培养物接种于A7B 鉴定培养基上,在5% $CO_2$孵育箱孵育24 ~48h,解脲脲原体产生较小深棕色或黄色菌落,其他支原体产生微琥珀色菌落且比解脲脲原体菌落大。如孵育72h 仍无菌落生长为培养阴性,必要时可用PCR 法鉴定或用代谢抑制实验(MIT)鉴定型别。

(5) 衣原体分离培养鉴定:① 标本的采集和运送:将标本拭子放入试管内,洗脱于运送培养基中(丢弃瓶子),猛烈振荡,使感染细胞破碎,释放出衣原体。立即接种或置 -70℃冰箱保存(接种时在37℃水浴迅速融化)。② 制备单层McCoy 细胞管:McCoy 细胞在组织培养瓶中生成致密单层,加入0.25%胰酶消化,并加入细胞生长液配成约含$10^5$/mL 的细胞悬液,细胞培养小瓶瓶底预先置一约12mm×12mm 的盖玻片,加入细胞悬液,在5% $CO_2$孵育箱中35℃孵育24 ~48h,使细胞在盖玻片上形成单层。③ 接种标本:每管加入1mL 细胞生长液及0.2mL 标本悬液,2000r/min 离心1h。然后,置5% $CO_2$温箱中35℃孵育24 ~72h。

④ 取出盖玻片，用 PBS 洗 2～3 次，冷风吹干，甲醇固定，吉姆萨染色或碘染色（包涵体呈棕褐色）或免疫荧光法检测包涵体，结果观察同前所述。

（6）生殖道感染常见致病菌见表 18-1。

**表 18-1　生殖道感染常见的病原微生物**

| | 革兰阳性细菌 | 革兰阴性细菌 | 其　他 |
|---|---|---|---|
| 球菌 | 葡萄球菌、肠球菌 | 淋病奈瑟菌 | 支原体 |
| | 化脓性链球菌 | | 衣原体 |
| | 厌氧链球菌 | | 螺旋体 |
| 杆菌 | 结核分枝杆菌 | 大肠埃希菌、类杆菌、变形杆菌<br>铜绿假单胞菌、杜克嗜血杆菌 | |

## 【结果报告】

1. 涂片结果：镜检若发现在脓细胞内外有典型的革兰阴性的肾形双球菌，可报告"查见细胞内（外）革兰阴性双球菌，疑似淋病奈瑟菌"。找到形态十分细小的革兰阴性杆菌，有时两极浓染，散在或成丛，可报告"查见革兰阴性杆菌，形似杜克嗜血杆菌"。

2. 淋病奈瑟菌的分离培养报告"检出淋病奈瑟菌"或"未检出淋病奈瑟菌"。解脲支原体培养报告"检出解脲脲原体"或"未检出解脲脲原体"。衣原体培养报告"检出衣原体"或"未检出衣原体"。细菌培养报告"检出××菌"或"未检出致病菌"。

## 【注意事项】

1. 淋病奈瑟菌抵抗力差，有自溶性，因此标本采集后应尽快接种和涂片检查，最好是床边接种。如需运送，则应将标本置于选择性的运送培养基中，并需在 35℃保温。

2. 阴道中存在大量正常菌群，采集时应尽量避开。需正确评价正常菌群的致病作用。

3. 衣原体为细胞内寄生微生物，采集标本时，应采集较多的上皮细胞。

4. 生殖系统感染大多是化脓性细菌引起，如淋病奈瑟菌、葡萄球菌、链球菌、大肠埃希菌及厌氧菌等。

## 【讨论与思考】

1. 淋病奈瑟菌培养标本运送的注意事项有哪些？

2. 生殖道标本取材的注意事项有哪些？

3. 生殖道标本内常见病原菌有哪些？

（段秀文　王凯文）

# 第十九章 肠道标本的细菌学检验

正常人肠道中寄居着大量细菌,包括大肠埃希菌、产气肠杆菌、肠球菌等,共同构成人体肠道的正常菌群,维持着人体肠道的微生态平衡,各种原因引起的机体免疫力下降,肠道内正常菌群失调,致病菌或病毒的大量繁殖,都会引起腹泻。

**【目的】**

1. 掌握粪便标本的采集方法。
2. 掌握粪便标本的细菌学检验的程序和方法。

**【主要试剂、器材和动物】**

1. 标本:粪便标本或肛拭子。
2. 培养基:SS 琼脂平板,麦康凯琼脂平板,中国蓝蔷薇色酸平板,KIA,MIU,GN 增菌液,碱性蛋白胨水,TCBS 平板,副溶血弧菌选择平板。
3. 试剂:靛基质试剂,志贺菌属诊断血清,沙门菌属诊断血清,O1 和 O139 霍乱弧菌诊断血清,肠致病性大肠埃希菌和肠侵袭性大肠埃希菌诊断血清。
4. 其他:显微镜,生理盐水,玻片。

**【方法与结果判读】**

## 1. 标本的采集和运送

应采集可疑粪便,如痢疾患者的黏液脓血便,霍乱患者的米泔水样便等。疑为霍乱患者的粪便标本应置碱性蛋白胨水中。对不易获得粪便时或排便困难的患者或幼儿,可采用肛拭子,将拭子用生理盐水湿润,插入肛门内 4 ~5cm(幼儿约 2 ~3cm)处,轻轻转动采取直肠表面黏液后取出,置无菌试管中送检。如不能及时送检,可将粪便标本或肛门拭子插入卡-布运送培养基中。

## 2. 检验程序

粪便标本的细菌学检验程序见图 19-1。

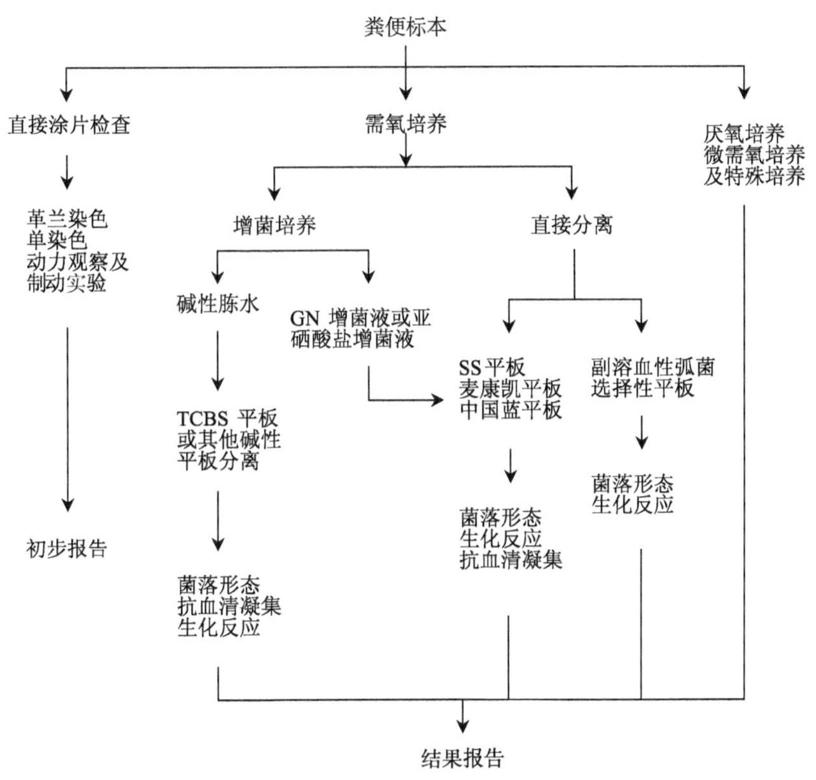


**图 19-1　粪便标本的细菌学检验程序**

## 3. 常见致病菌检验

（1）志贺菌属和沙门菌属：将急性腹泻患者的粪便标本划线接种于 SS 平板和麦康凯平板上，35℃培养 18～24h。对慢性腹泻可疑志贺菌感染的患者或携带者应接种 GN 增菌液，对可疑沙门菌感染的患者或携带者接种亚硒酸盐增菌液，35℃培养 6h，再转种至 SS 平板和麦康凯平板，35℃培养 18～24h。观察有无小的、透明或半透明、无色的可疑菌落生长，有时 SS 平板上可见黑色菌落中心。

挑选两个可疑菌落，用接种针在可疑菌落的中心挑取细菌，分别接种两支 KIA 和 MIU 培养基中，35℃培养 18～24h，观察反应结果。

如果 KIA 和 MIU 培养基上的生化反应结果与表 19-1 中的志贺菌属相符，则应初步认为该菌株属于志贺菌属，用志贺菌属诊断血清对 KIA 管生长的细菌进行凝集，先用多价血清进行凝集，再用分型血清进行玻片凝集，得出最后分型鉴定结果。参见第二章“二、沙门菌属和志贺菌属”。

如果 KIA 和 MIU 上的结果符合表 19-1 中的沙门菌属的生化反应结果，则应初步认为该菌株属于沙门菌属，需与肠杆菌科的其他菌属进行鉴别（表 19-2），确定为沙门菌属细菌。然后参照第二章“二、沙门菌属和志贺菌属”，用沙门菌属诊断血清对 KIA 管生长的细菌进行凝集。

1）先用A～F多价O血清进行凝集，如果凝集，再用分群O血清进行玻片凝集，确定并记录O抗原型别。

2）用H抗原第一相抗血清进行凝集，确认凝集后，记录H抗原的第一相抗原型别。

3）根据记录的O和H抗原型别，查沙门菌属抗原组成表，确定菌株的血清型和菌名。

4）如果沙门菌属抗原组成表有两种以上的血清型抗原组成与本实验的分离菌株相同，则需凝集H抗原的第二相。记录抗原型别并查沙门菌属抗原组成表，确定菌株的血清型和菌名。

5）如果仍有两种以上的血清型抗原组成相同，则需参照抗原组成表中推荐的补充生化反应进行鉴定。

6）A～F多价O血清进行凝集时，如果不凝集，则可能在菌株表面有Vi抗原存在，须100℃水浴30min处理后，重复以上①～⑤的实验步骤，确定型别。如果仍然与A～F多价O血清不凝集，则可能为非A～F群沙门菌，可以丢弃。

**表19-1　志贺菌属和沙门菌属的初步生化反应**

| 细菌 | KIA | | | | MIU | | | 硝酸盐还原实验 | 氧化酶 | 触酶 |
|---|---|---|---|---|---|---|---|---|---|---|
| | 斜面 | 底层 | H2S | 产气 | 动力 | 吲哚 | 脲酶 | | | |
| 志贺菌属 | K | A | - | -/+ | - | +/- | - | + | - | + |
| 甲型副伤寒沙门菌 | K | A | -/+ | + | + | - | - | + | - | + |
| 乙型副伤寒沙门菌 | K | A | + | + | + | - | - | + | - | + |
| 伤寒沙门菌 | K | A | +/- | - | + | - | - | + | - | + |
| 鼠伤寒沙门菌 | K | A | + | + | + | - | - | + | - | + |

**表19-2　沙门菌属与肠杆菌科其他细菌的鉴别**

| | 沙门菌属 | 枸橼酸菌属 | 亚利桑那菌 | 爱德华菌属 |
|---|---|---|---|---|
| 赖氨酸脱羧酶 | + | - | + | + |
| KCN生长实验 | - | + | - | - |
| 丙二酸盐利用实验 | - | +/- | + | + |
| 靛基质 | - | -/+ | - | + |

（2）肠致病性大肠埃希菌：取可疑粪便接种于中国蓝蔷薇色酸平板上，35℃培养18～24h。挑选蓝色的乳糖发酵菌落，移种于KIA和MIU管，35℃孵育过夜后观察结果，符合大肠埃希菌者进行以下鉴定。

1）EPEC：取可疑菌落分别用EPEC多价OK血清Ⅰ、Ⅱ、Ⅲ组进行凝集实验，与某组多价血清发生凝集后，再与该组内的单价血清进行凝集实验，与某型血清凝集后，再通过100℃水浴去除表面抗原，再用相应的单价血清进行凝集确认。

2）EIEC：常为乳糖不发酵或迟缓发酵的菌落，动力阴性。醋酸钠和丙二酸盐利用实验阳性，可与志贺菌属区别。对以上可疑菌株，用EIEC多价OK血清Ⅰ、Ⅱ进行凝集，阳性者可通过侵袭性实验（豚鼠角膜划痕实验）确认。

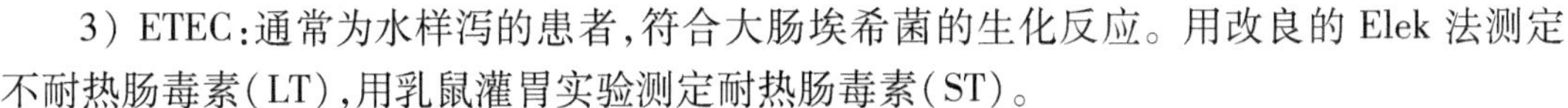

3）ETEC：通常为水样泻的患者，符合大肠埃希菌的生化反应。用改良的 Elek 法测定不耐热肠毒素（LT），用乳鼠灌胃实验测定耐热肠毒素（ST）。

（3）霍乱弧菌

1）直接检查：将可疑患者的水样便或米泔水样便制成两张涂片，干燥后用乙醇或甲醇固定，分别进行革兰染色和 1∶10 稀释的石炭酸复红染色，用油镜观察有无革兰阴性、呈鱼群样排列的弧菌，可做出初步报告。

另取可疑标本制成两份悬滴片或压滴片，在其中一份加入 1 滴不含防腐剂的霍乱弧菌多价诊断血清（效价 1∶64），在显微镜下观察，如发现不加抗血清的标本有穿梭样运动的细菌，加入抗血清的标本细菌停止运动并凝集成块为制动实验阳性，可报告“霍乱弧菌抗血清制动实验阳性”，具有诊断意义。

2）分离培养：疑为霍乱的患者的粪便标本应接种于碱性蛋白胨水中，35℃ 培养 4～6h 后，取菌膜或培养液进行革兰染色和制动实验。取菌膜或培养液接种于 TCBS 平板，35℃ 培养 18～24h 后，观察 TCBS 平板上有无黄色菌落，用霍乱弧菌的多价抗血清进行凝集，同时需做生理盐水对照观察有无自凝现象。抗血清凝集而生理盐水无凝集者，结合菌落及菌体形态，可初步判定为霍乱弧菌。需将剩余的菌落及时送各级疾病控制中心进一步鉴定。

（4）副溶血性弧菌：将可疑标本接种于副溶血性弧菌选择性平板或 TCBS 平板上，35℃ 培养 18～24h 后，观察菌落形态。在副溶血性弧菌选择性平板上形成圆形、边缘整齐、隆起、混浊、绿色、湿润的菌落。在 TCBS 平板上为绿色或蓝绿色的菌落。

将可疑菌落接种在含 3.5% NaCl 的 KIA 和 MIU 中，并进行耐盐生长实验。若与表 19-3 副溶血性弧菌的初步生化反应结果相符，参照第三章相关内容进行最终鉴定。

**表 19-3 副溶血性弧菌的初步生化反应**

| KIA（加 3.5% NaCl） | | | | MIU（加 3.5% NaCl） | | | 蛋白胨水生长 | | |
|---|---|---|---|---|---|---|---|---|---|
| 斜面 | 底层 | 气体 | $H_2S$ | 动力 | 吲哚 | 脲酶 | 0% NaCl | 7% NaCl | 10% NaCl |
| － | ＋ | － | － | ＋ | ＋ | － | － | ＋ | － |

（5）粪便中常见的致病菌及与抗生素相关的腹泻病原菌见表 19-4。

**表 19-4 粪便中常见的致病菌及与抗生素相关的腹泻病原菌**

| 革兰阴性菌 | 革兰阳性菌 |
|---|---|
| 志贺菌属、沙门菌属 | 金黄色葡萄球菌 |
| 致病性大肠埃希菌（EPEC、EIEC、ETEC、EHEC） | 艰难梭菌 |
| 霍乱弧菌、副溶血性弧菌 | 白色念珠菌 |
| 亲水气单胞菌 | 结核分枝杆菌 |
| 弯曲菌 | |
| 小肠结肠炎耶尔森菌 | |
| 变形杆菌属 | |

【结果报告】

1. 如未检出志贺菌属和沙门菌属,则报告“需氧培养未检出志贺菌属、沙门菌属细菌”。

2. 如果检出的菌株生化反应与志贺菌属符合,且与志贺菌属的某个血清型抗血清凝集,则报告“检出××型志贺菌”。如果检出的菌株生化反应与沙门菌属符合,且与沙门菌属的某个血清型抗血清凝集,则报告“检出××型沙门菌”。

3. 弧菌培养报告方式“检出或未检出霍乱弧菌”“检出或未检出副溶血性弧菌”。

【注意事项】

1. 肠道内存在大量的正常菌群,除非为了正常菌群的调查和鉴定,一般分离可疑致病菌应使用选择性平板。

2. 最好采集急性期、抗生素使用前的粪便标本,进行床边接种。

3. 除怀疑霍乱弧菌、结核分枝杆菌和菌群失调引起的腹泻外,粪便标本一般不做涂片检查。在以糖类发酵为鉴别依据的培养基上,发酵型菌落进行氧化酶实验时会出现假阴性。在选择性平板上挑取菌落时,应使用接种针从菌落中心挑取,而不应使用接种环刮取菌落。

4. 沙门菌属容易丢失鞭毛抗原,此时要通过诱导使鞭毛恢复才能鉴定。

【讨论与思考】

1. 粪便标本的采集及运送有哪些注意事项?

2. 粪便中常见的病原体有哪些?

3. 粪便标本的检验程序是什么?

(段秀杰　王文凯)

# 第二十章　呼吸道标本的细菌学检验

下呼吸道感染是最常见的呼吸道感染症，包括肺实质性肺炎、支气管炎，是我国的常见病和高发病。人体正常情况下来自下呼吸道的分泌物是无菌的，经过上呼吸道排出时常被该处菌群污染，因此临床实验室在痰培养处理前需首先进行涂片镜检，对符合要求的标本进一步处理，不符合要求的标本（如镜检发现有大量上皮细胞的口水痰标本）应该退回临床重新取材。采集合格标本进行培养对疾病的诊断尤为重要。

**【目的】**

1. 掌握上呼吸道标本及下呼吸道标本的细菌学检验程序和方法。
2. 了解呼吸道标本的采集方法。

**【主要试剂、器材和动物】**

1. 标本：痰液标本，咽喉拭子。
2. 培养基：血液琼脂平板，巧克力琼脂平板，麦康凯琼脂平板或中国蓝琼脂平板，其他常用生化反应管。
3. 试剂：氧化酶试剂，3% $H_2O_2$ 溶液，革兰染色液，无菌生理盐水。
4. 其他：$CO_2$ 孵育箱。

**【方法与结果判读】**

1. 标本采集

（1）鼻咽拭子：鼻咽拭子是将金属棉拭子的前端弯曲，高压灭菌后备用。采集时，患者先用清水漱口，对光而坐，头向上仰，张大口，用压舌板轻压舌根，取鼻咽拭子绕过悬雍垂，在鼻咽腔、悬雍垂后侧反复涂抹数次小心取出，避免接触口咽部其他组织。

（2）咽拭子：将拭子用无菌生理盐水湿润，用压舌板轻压舌根，显露整个口咽部。先用拭子轻擦扁桃体表面后弃去，再取一支湿润的拭子轻压扁桃体，擦取挤压出的分泌物，或擦取伪膜等病变部位。

（3）痰液标本

1）自然咳痰法：嘱受检者用清水漱口数次后，用力咳嗽，自气管深部将痰液咳出吐至无菌容器中。对痰量少或无痰等咳痰困难者，可雾化吸入 45℃左右的 10% NaCl 水溶液，使痰液容易排出。对于幼儿,可轻轻压迫胸骨上部的气管,使其咳嗽而取之。

2）气管镜采集法:用气管镜在肺内病灶处直接吸取标本或用气管刷采集标本。

3）气管或环甲膜穿刺法:主要用于厌氧菌培养。

## 2. 检验程序

上呼吸道标本的细菌学检验程序见图 20-1。痰液标本的细菌学检验程序见图 20-2。

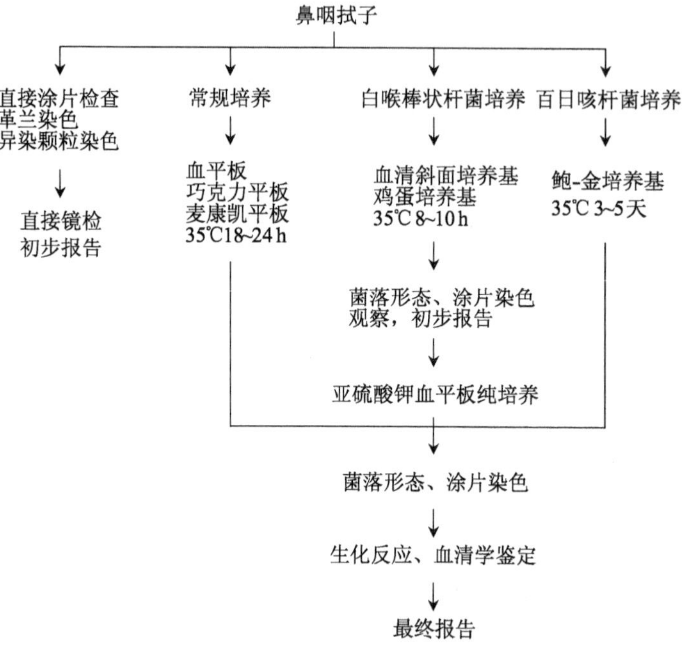


图 20-1　上呼吸道标本的细菌学检验程序

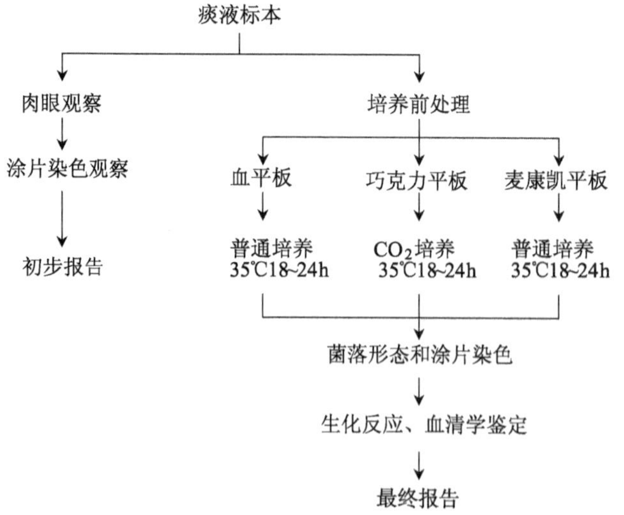


图 20-2　痰液标本的细菌学检验程序

## 2. 致病菌检验

(1)上呼吸道标本的检验

1)直接涂片检查

白喉棒状杆菌检查:将咽拭子标本做两张涂片,干燥固定,一张进行阿尔伯特异染颗粒染色,另一张革兰染色。如有革兰阳性棒状杆菌,呈“X”“V”“Y”形等排列,异染颗粒染色菌体呈蓝绿色,异染颗粒呈蓝黑色,位于菌体一端或两端,即可做出“找到有异染颗粒的革兰阳性杆菌”的初步报告。

2)分离培养

常规接种于血平板、巧克力琼脂平板及麦康凯平板上,于35℃分别在普通培养箱和$CO_2$培养箱孵育18~24h。如发现可疑致病菌菌落,则进行涂片染色观察、生化反应及血清学鉴定,得出报告“检出××细菌”;如无致病菌菌落生长,则继续培养至48h,平板上均为咽部正常菌群生长,无可疑致病菌菌落生长,则报告“未检出致病菌”;如虽在平板上未发现特定的致病菌,但某种常居菌比正常情况明显增多或近似纯培养,考虑可能为菌群失调或菌群交替症,也应进行鉴定后报告“××菌纯培养”或“××菌生长茂盛”。

为了检出特定的致病菌,可以使用选择性培养基,如使用双抗平板选择脑膜炎奈瑟菌、流感嗜血杆菌选择性平板等,可以提高检出效率。

3)特殊细菌的检验

百日咳鲍特菌的培养:将标本直接接种在鲍-金培养基上,置有盖的玻璃缸(缸内加入少量水,并在水中加入少许硫酸铜,防止细菌及霉菌生长)中,35℃孵育3~5天。48~72h后如有细小、隆起、灰白色、水银滴样、不透明、有狭窄溶血环的菌落,进行涂片染色观察。如为革兰阴性小杆菌、卵圆形、单个或成双排列,结合菌落特点,可做出初步结论。进一步进行血清学凝集、生化反应及荧光抗体染色确认。

白喉棒状杆菌培养:将标本接种于血清斜面或鸡蛋培养基上,35℃孵育8~10h后,如有灰白色或淡黄色的菌落或菌苔生长,即取菌落进行革兰染色和异染颗粒染色镜检。发现有典型的革兰阳性棒状杆菌和明显的异染颗粒,可初步报告“有异染颗粒的革兰阳性棒状杆菌生长”。进一步移种至亚硫酸钾血平板划线分离,取得纯培养进行各项鉴定实验和毒力实验,做出最后鉴定报告“有白喉棒状杆菌生长”。具体操作参见第五章相关内容。

流感嗜血杆菌培养:将标本接种于血平板和巧克力琼脂平板上,并在平板中央划直线接种金黄色葡萄球菌(或在四角点种),35℃ 5%~10% $CO_2$环境孵育18~24h。如有“卫星”现象、水滴样小菌落,革兰阴性小杆菌,根据对V、X因子的营养要求等进行鉴定。具体操作参见第四章相关内容。

脑膜炎奈瑟菌培养:将鼻咽拭子接种于已保温在35℃的卵黄双抗平板上,35℃ 5%~10% $CO_2$环境培养18~24h。挑选可疑菌落进行氧化酶实验,阳性菌落接种至另一培养基进行纯培养,进一步进行生化反应和血清学分型。具体操作参见第一章相关内容。

(2)痰液标本的检验

1)肉眼观察:下呼吸道标本为痰液,选取脓血性的痰液用于细菌学检验。异常恶臭的脓性痰,常见于肺脓肿患者,而且可能与厌氧菌有关。痰液中有颗粒状、菌块和干酪样物质可能与放线菌病和曲霉菌感染有关。

2）涂片检查:挑选痰液中脓、血性部分涂片,干燥固定后,进行革兰染色镜检。如发现形态典型、有特殊结构,初步可以确定所属菌属或种的细菌,可直接报告。如查见革兰阳性葡萄状排列的球菌,可报告“痰液涂片查见革兰阳性球菌,形似葡萄球菌”;查见革兰阳性双球菌、矛头状、有明显荚膜时,可报告“痰液涂片查见革兰阳性双球菌,形似肺炎链球菌”。如果发现不能直接确定菌属或种的细菌,可报告“痰液涂片查见革兰×性×菌”。如果涂片中均为鳞状上皮细胞,则应视为不合格标本。

3）抗酸杆菌检测

直接涂片:用接种环取干酪样或脓性部分痰液标本制成涂片,自然干燥后固定,进行萋-纳抗酸染色后,用油镜观察,应至少检查300个视野或全片。记录发现的红色细菌的数量,按以下格式报告:

-:未发现抗酸杆菌/全片或300个油镜视野;

直接报告数量:1~2个抗酸菌/全片或300个油镜视野;

1+:3~9个抗酸菌/全片或300个油镜视野;

2+:10~99个抗酸菌/全片或300个油镜视野;

3+:1~10个抗酸菌/每个油镜视野;

4+:>10个抗酸菌/每个油镜视野。

集菌涂片:① 离心沉淀集菌法:在标本中加入等量2% NaOH,消化痰液。然后置高压蒸气灭菌器103.43kPa 5~20min灭菌后,3000r/min离心30min,取沉淀涂片,进行抗酸染色;②漂浮集菌法:将2~3mL标本消化灭菌后,加入1mL二甲苯或汽油,塞紧瓶口,240次/分振荡10min,加蒸馏水至瓶口,静置30min,取液体和油层间的油沫涂片,干后进行抗酸染色。油镜检查和报告方式同直接涂片。

4）分离培养

痰液标本在接种前,应进行前处理。

均质化法:向痰液标本内加入等量的pH7.6的1%胰酶溶液,35℃放置90min使痰液均质化,降低痰液的黏度,方便取材和均匀接种。

洗涤法:取无菌平皿4个,各加入无菌生理盐水20mL,将痰液标本放入第1个平皿中,用接种环用力振摇,将脓痰分散为小块悬浮于盐水内,将小块脓痰取出依次放入第2、第3、第4个平皿中重复以上操作。最后在第4个平皿收集脓痰小块,接种于培养基。同时接种未经洗涤的痰液标本,作为对照。

将以上进行过前处理的痰液标本分别接种于血平板、巧克力琼脂平板和麦康凯平板。巧克力琼脂平板置5%~10% $CO_2$环境培养,其他平板于普通环境35℃孵育18~24h。根据菌落形态,细菌涂片染色观察,进一步参照有关章节进行鉴定,报告“检出××菌”。必要时增加沙保弱培养基以分离真菌,怀疑厌氧菌感染时应参照厌氧菌的标本采集和处理程序进行。如果培养18~24h后,无可疑致病菌生长,则继续培养至48h。仍未发现致病菌生长可报告“未检出致病菌”。

5）特殊细菌培养

结核分枝杆菌：将痰液标本进行前处理后的悬液，用无菌吸管加2～3滴于罗-琴培养基或7H-10液体培养基中，35℃孵育8周，每周观察一次。如有淡黄色、干燥、表面不平的菌落生长，则进行涂片抗酸染色，如为抗酸杆菌，结合菌落形态、生长时间、色泽及鉴定实验结果，可报告"结核分枝杆菌生长"，也可结合菌落数量和生长时间进行报告。8周后未生长者报告"经8周培养无结核分枝杆菌生长"。具体操作参见第六章相关内容。

嗜肺军团菌培养：取气管分泌物接种于活性炭酵母琼脂（CYE）或费-高（F-G）平板上，35℃ 2.5% $CO_2$培养，每天用肉眼和显微镜观察，直至第14天。如有小的、灰白色菌落生长，在360nm下可见黄色荧光，则取已生长的菌落做涂片革兰染色。如为不易着色的革兰阴性多形性杆菌，可用嗜肺军团菌的直接荧光抗体染色进行鉴定。具体操作参见第四章相关内容。

（3）呼吸道标本常见的分离菌见表20-1。

**表20-1　呼吸道标本常见的分离菌**

| 革兰阳性细菌 | 革兰阴性细菌 |
|---|---|
| 正常菌群 | |
| α和γ链球菌、微球菌、表皮葡萄球菌、四联球菌、白喉以外的棒状杆菌、乳杆菌 | 除脑膜炎和淋病奈瑟菌外的其他奈瑟菌、其他嗜血杆菌 |
| 上呼吸道常见致病菌 | |
| 化脓性链球菌、金黄色葡萄球菌、肺炎链球菌、白喉棒状杆菌、结核分枝杆菌、白色念珠菌 | 脑膜炎奈瑟菌、流感嗜血杆菌、百日咳鲍特菌、肺炎克雷伯菌、大肠埃希菌、铜绿假单胞菌 |
| 下呼吸道常见致病菌 | |
| 化脓性链球菌、金黄色葡萄球菌、肺炎链球菌、白喉棒状杆菌、结核分枝杆菌、厌氧菌、放线菌、奴卡菌 | 脑膜炎奈瑟菌、流感嗜血杆菌、肺炎克雷伯菌、大肠埃希菌、铜绿假单胞菌、产气肠杆菌、嗜肺军团菌 |

## 【注意事项】

1. 上呼吸道标本要及时送检，防止干燥。采集时要尽量避免正常菌群的污染。

2. 鼻咽拭子检查脑膜炎奈瑟菌通常用于带菌者的检查，采集的标本要于35℃保温，防止干燥。最好床边接种，必要时使用卵黄双抗运送液。

3. 痰液标本最好采取晨痰。

4. 上呼吸道有大量的正常菌群存在，正常情况下这些细菌并不致病，但在机体抵抗力下降或某些外在因素作用下，可以侵入下呼吸道致病。因此要正确评价这些菌群的致病作用并不容易。特别是在抗生素作用下或在大量正常菌群掩盖下，致病菌难以检出。因此必须熟练掌握各菌群的特点和数量的关系。

5. 白喉棒状杆菌引起的白喉是法定报告的传染病，越早诊断对治疗越有利，同时对防止扩散有重要作用。因此需迅速而准确地检验。

## 【讨论与思考】

1. 合格痰液的判定标准是什么？
2. 痰液中常见的致病菌有哪些？正常菌群有哪些？
3. 痰液中可能出现哪些特殊少见致病菌？需要如何检验？
4. 痰液的前处理方法是什么，如何分离培养病原菌？
5. 痰液涂片找抗酸杆菌结果的报告方式有哪些？

（段秀杰　王文凯）

# 第二十一章　脑脊液标本的细菌学检验

脑脊液正常情况下是无菌的，当机体发生感染，病原体通过血-脑屏障进入脑脊液引发感染性脑膜炎。感染因素种类繁多，常见的有细菌、真菌、病毒等，一旦感染往往引发严重机体症状，具有很高的死亡率，及时快速的病原学诊断对临床有效治疗起着至关重要的作用。

**【目的】**

掌握脑脊液细菌学检验的程序和方法。

**【主要试剂、器材和动物】**

1. 标本：脑脊液。
2. 培养基：血平板，巧克力琼脂平板，沙保弱培养基。
3. 试剂：革兰染色液，印度墨汁，生理盐水，各种诊断血清和生化反应管。
4. 其他：滴管，离心机，载玻片，盖玻片，显微镜等。

**【方法与结果判读】**

## 1. 标本采集

由临床医师以无菌方法采集脑脊液 1～3mL（细菌培养≥1mL，真菌培养≥2mL，抗酸杆菌≥2mL），置于无菌试管中立即送检。

## 2. 检验程序

脑脊液标本的细菌学检验程序见图 21-1。

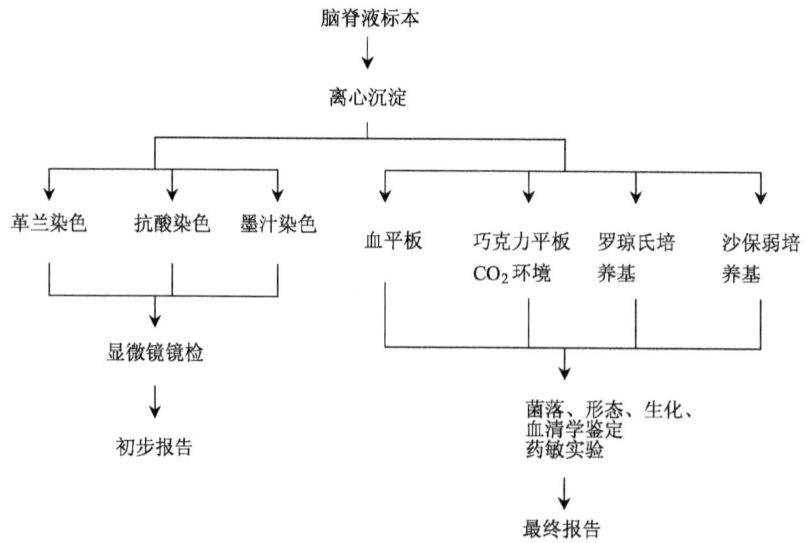


**图21-1 脑脊液标本的细菌学检验程序**

## 3. 常见致病菌检验及报告方式

(1) 涂片检查:将脑脊液3000r/min离心10~15min,取沉淀涂片。

1) 革兰染色:如查见革兰阴性、凹面相对的双球菌分布在细胞内或外时,可报告"找到革兰阴性双球菌,位于细胞内(外),形似脑膜炎奈瑟菌";如查见革兰阳性、矛头状的双球菌,有明显的荚膜存在,可报告"找到革兰阳性双球菌,形似肺炎链球菌"。进一步用肺炎链球菌全价血清做荚膜肿胀实验,阳性者报告"荚膜肿胀实验检出肺炎链球菌"。如查见其他革兰阳性、阴性细菌,则根据细菌形态和染色性,报告"找到革兰×性×菌"。

2) 墨汁染色:用墨汁负染,在黑暗的背景中见到折光性很强的菌体及周围透明的宽大荚膜,有时可见到长出的单芽,可报告"墨汁负染找到宽厚荚膜的单芽细胞,形似新型隐球菌"。也可用0.1%甲苯胺蓝染色,新型隐球菌菌体呈红色,荚膜不着色,白细胞深蓝色,红细胞不着色。

3) 抗酸染色:取沉淀做小而集中的涂片,用抗酸染色后镜检,发现有红色的抗酸杆菌,可报告"找到抗酸杆菌"。

(2) 培养

1) 普通培养:将脑脊液直接或经离心沉淀后,接种在血平板和巧克力平板上,分别放置在普通培养箱和5%~10% $CO_2$培养箱中,35℃孵育18~24h。观察菌落形态,涂片染色观察。如为中等大小、半透明、灰蓝色、湿润的菌落,革兰阴性双球菌,氧化酶和触酶实验均阳性,只分解葡萄糖和麦芽糖,可报告"检出脑膜炎奈瑟菌"。具体操作参见第一章相关内容。如在血平板上有草绿色溶血、扁平的小菌落生长,革兰阳性双球菌,触酶实验阴性,参照第一章相关内容进行鉴定。

2) 特定培养:如果怀疑新型隐球菌感染或直接涂片发现有新型隐球菌,则接种在沙保弱琼脂或血琼脂平板上,分别于25℃和35℃培养,一般2~3天长出白色或淡褐色菌落。非致病性菌落在35℃下不生长。根据菌落形态、涂片染色、荚膜和生化反应等进行鉴定。具体操作参照第一章相关内容。如为其他形态的菌落和细菌，则参照本书相关章节进行鉴定。经3日培养未见细菌生长，可报告“经3日培养无细菌生长”。

（3）脑脊液标本中常见的病原菌见表21-1。

**表21-1　脑脊液标本中常见的病原菌**

| | 革兰阳性细菌 | 革兰阴性细菌 |
|---|---|---|
| 球菌 | 金黄色葡萄球菌、化脓性链球菌、B群链球菌、肺炎链球菌、消化链球菌 | 脑膜炎奈瑟菌、卡他布兰汉菌 |
| 杆菌 | 结核分枝杆菌 | 流感嗜血杆菌 |
| | 产单核李斯特菌 | 大肠埃希菌、产气肠杆菌、肺炎克雷伯菌、变形杆菌 |
| | | 铜绿假单胞菌、脑膜炎败血黄杆菌、类杆菌 |
| 其他 | 新型隐球菌 | 钩端螺旋体 |
| | 白色念珠菌 | |

## 【结果报告】

1. 无论是涂片结果还是培养结果，只要发现阳性应立即电告或书面通知临床医师。

2. 培养分离的病原菌经最终鉴定结果报告“检出××菌”，同时报告抗生素敏感性分析结果。

## 【注意事项】

1. 标本应在使用抗菌药物前采集。

2. 脑膜炎奈瑟菌对外界环境抵抗力差，特别对寒冷和干燥敏感，因此要注意将标本在25～37℃保温，不可放置冰箱冷藏或低温保存。防止标本干燥和避免日光直接照射。

3. 引起脑膜炎的细菌都比较“娇嫩”，容易死亡或自溶，因此应立即送检并尽快处理，最好床边接种。

4. 流行性脑脊髓膜炎是法定传染病，从脑脊液中分离并鉴定出脑膜炎奈瑟菌，应按规定报告法定部门。

5. 从脑脊液中分离到的流感嗜血杆菌以B型菌为多，能产生TEM型$\beta$-内酰胺酶，对青霉素耐药，纸片法测定常不正确，需单独测定$\beta$-内酰胺酶。

## 【讨论与思考】

1. 脑脊液标本采集与运送有哪些要求？

2. 脑脊液标本的接种和培养方法是什么？

3. 脑脊液中常见的病原菌有哪些？

（段秀杰　王文凯）

# 第二十二章　脓液及穿刺液的细菌学检验

脓液来源于人体的组织或器官化脓性感染，其病原菌的来源可以是外源性的，即病原菌来自人体外部的环境，通过伤口或接触进入机体造成感染发病，还可以是内源性感染，即当机体发生免疫力低下或损伤时，某些部位的正常菌群进入附近组织或器官而发生感染。一种细菌可引起多部位感染，同一部位感染也可能是由多种细菌引起。

**【目的】**

1. 掌握脓液及穿刺液的标本采集方法。
2. 掌握脓液及穿刺液标本的细菌学检验程序和方法。

**【主要试剂、器材和动物】**

1. 标本：穿刺液，脓液，创面分泌物，伤口拭子及深部感染标本等。
2. 培养基：血平板，厌氧培养瓶，O-F 实验管、KIA、MIU、硝酸盐还原、柠檬酸盐等常用生化反应管。
3. 试剂：革兰染色液，3% $H_2O_2$ 溶液，1% 盐酸四甲基对苯二胺，吲哚试剂，新鲜血浆。
4. 其他：载玻片，显微镜。

**【方法与结果判读】**

1. 标本采集

（1）腹水：由临床医师无菌采集胸腔或腹腔积液 5 ~ 10mL，置无菌试管中送检。

（2）封闭性脓肿：在病灶局部外表消毒后，用无菌方法穿刺抽取脓液 5 ~ 10mL，置无菌试管中送检。怀疑为厌氧菌感染时，抽取脓液后立即排尽注射器内空气，将脓液注入厌氧运送小瓶中送检。

（3）开放性脓肿：先消毒病灶周围，清理病灶表面，然后用无菌棉签采集病灶深部脓液及分泌物，置无菌试管中送检。

（4）大面积烧伤的创面分泌物：烧伤的部位和创面不同，细菌的种类也不同，故应在多部位用无菌棉签采集标本，放入无菌试管中，注明部位后送检。

（5）瘘管：可用无菌操作采集部分坏死组织，或用无菌棉签挤压瘘管，选取有特征性的如“硫磺颗粒”送检，也可将灭菌纱布条塞入瘘管中，次日取出送检。

## 2. 检验程序

脓液及穿刺液的细菌学检验程序见图 22-1。

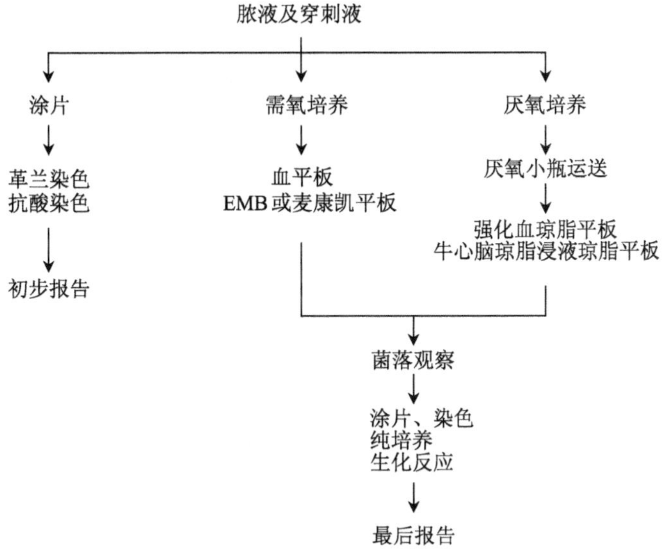


**图 22-1　脓液及穿刺液的细菌学检验程序**

## 3. 常见致病菌的检验及报告方式

(1) 肉眼观察：观察标本的性状、颜色及有无放线菌颗粒。标本呈绿色，可能是铜绿假单胞菌感染；有恶臭的标本可能是厌氧菌或变形杆菌感染；脓液中有"硫磺颗粒"，提示放线菌感染。

(2) 涂片检查：将标本直接涂片，用革兰染色后镜检，根据镜下细菌的形态和染色特点，可报告"直接涂片找到革兰×性×菌"。

(3) 需氧菌培养：通常选用血平板和 EMB 平板做划线分离，35℃孵育 18～24h。观察菌落形态，涂片染色观察。根据菌落形态，涂片染色的结果，初步判断细菌的种类，再按各类细菌的鉴定要点进行鉴定。

1) 金黄色葡萄球菌：血平板上中等大小、突起、湿润的圆形菌落，有 $\beta$ 溶血环，金黄色或白色。涂片染色镜检为革兰阳性、葡萄状排列球菌；触酶实验阳性，发酵甘露醇，血浆凝固酶实验阳性，新生霉素实验敏感，耐热核酸酶实验阳性，可报告"检出金黄色葡萄球菌"。

2) 铜绿假单胞菌：在血平板上，菌落扁平、边缘不整齐、湿润、向四周扩散，培养基上常有水溶性的蓝绿色色素，有 $\beta$ 溶血环和特殊气味；革兰染色为革兰阴性的直杆菌，两端钝圆；氧化酶实验阳性，氧化葡萄糖和木糖，产酸不产气，还原硝酸盐为亚硝酸盐或产生氮气；利用柠檬酸盐，精氨酸双水解酶实验阳性，42℃生长，符合以上鉴定要求的可报告"检出铜绿假单胞菌"。

3) 变形杆菌：在血平板上，菌落扁平呈迁徙性弥漫生长，湿润、灰白色；由于细菌蛋白酶的作用,可见有类似溶血的现象,有恶臭;革兰染色为革兰阴性杆菌,多形性;氧化酶实验阴性、触酶实验阳性、苯丙氨酸脱氨酶实验阳性、KIA:K/A、$H_2S$:+,产气;MIU 动力实验阳性、靛基质实验阳性、脲酶实验阳性,符合以上要求可报告"检出普通变形杆菌"。

（4）脓液及穿刺液标本常见的病原菌见表 22-1。

**表 22-1　脓液及穿刺液标本常见的病原菌**

| | 革兰阳性细菌 | 革兰阴性细菌 |
|---|---|---|
| 球菌 | 金黄色葡萄球菌、化脓性链球菌肠球菌 | 大肠埃希菌、铜绿假单胞菌 |
| 杆菌 | 结核分枝杆菌、炭疽芽胞杆菌、产气荚膜梭菌、破伤风梭菌、溃疡棒状杆菌 | 变形杆菌、肺炎克雷伯菌、腐败假单胞菌 |
| 其他 | 放线菌、奴卡菌、念珠菌 | 阴沟肠杆菌、枸橼酸杆菌、粪产碱杆菌 |

## 【结果报告】

来源于机体无菌部位的脓液等分泌物,如果严格按照无菌操作取材,只要培养到细菌生长一般都具有临床意义。接种的平板应培养至 48h 后,仍无菌生长,可报告"培养 48h 无菌生长"。如果培养有细菌生长,都要求进行细菌鉴定,并分析细菌抗生素敏感性,结果及时报告临床医师。

## 【注意事项】

1. 脓液及穿刺液标本的性状观察和直接涂片极其重要,可以指导进一步检验的方向。
2. 直接涂片有细菌,而普通需氧培养无细菌生长,应考虑以下情况:① 患者正在接受抗菌药物治疗;② 可能是厌氧菌感染;③ 标本处理不当或培养基不合适。

## 【讨论与思考】

1. 脓液、穿刺液等标本的取材方法、运送特点是什么?
2. 脓液、穿刺液等标本的接种及培养方法是什么?
3. 脓液等标本中常见的病原微生物有哪些?

（段秀杰　王文凯）

# 第二十三章　组织标本的细菌学检验

正常情况下人体各部位组织是无菌的，当发生细菌感染时，临床症状的表现是局部红、肿、热、痛，形成脓肿、疖子或痈。用于细菌培养的标本需由临床医师取材。

## 【目的】

1. 熟悉常见组织标本的采集方法。
2. 掌握组织标本细菌学检验的程序和方法。
3. 了解组织标本中常见的病原菌。

## 【主要试剂、器材和动物】

1. 标本：组织块（穿刺活检组织、手术活检组织、尸检组织），刮取物。

2. 培养基：血平板，中国蓝琼脂培养基，巧克力琼脂平板，厌氧血平板，罗-琴培养基，生化鉴别培养基。

3. 试剂：无菌生理盐水，革兰染色液，抗酸染色液，墨汁染色液，美蓝染色液，其他常用试剂。

4. 其他：无菌试管，平皿，滴管，无菌注射器，无菌棉签，无菌手术刀，剪刀，镊子等。

## 【方法及结果判定】

### 1. 标本采集

（1）浅表组织及窦道：消毒病灶周围，清除病灶表面，用无菌手术刀或棉签刮取或擦取组织，置无菌试管送检。

（2）深部组织及腔道：用内窥镜、手术或穿刺的方法，钳（夹）取、切取组织块，或用穿刺的方式抽取组织标本，置无菌试管中送检。若怀疑有厌氧菌感染，应置厌氧罐中送检。

### 2. 检验程序

组织标本的细菌学检验程序见图23-1。

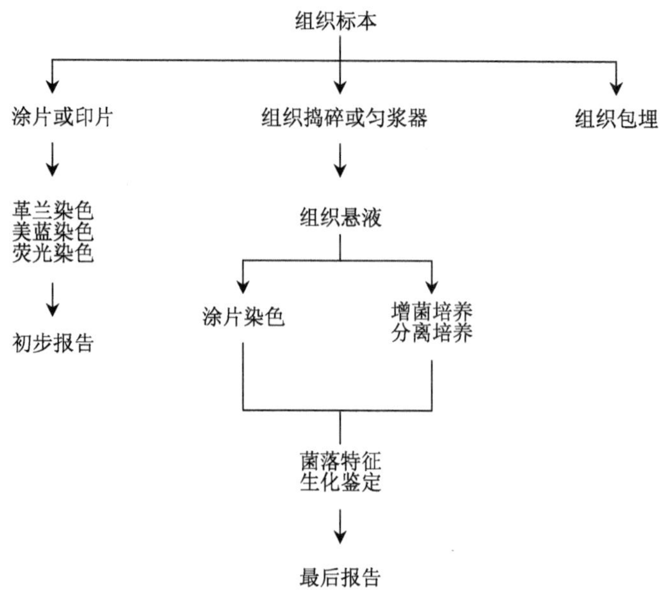


图 23-1 组织标本的细菌学检验程序

3. 常见致病菌的鉴定及报告方式

(1) 组织标本处理：将无菌采集的标本放在无菌平皿中，无菌方法切取 2～5mm$^3$ 大小的组织块，切碎后用组织捣碎器或匀浆器制成组织悬液。对污染标本如摘除的扁桃体，可将组织块置沸水中 5～10s，待表面变白后消除表面污染，切取中央组织进行处理。对大型器官可用烧红的电烙铁或抹刀烧灼器官组织表面，再切取中央组织进行处理。

(2) 涂片观察：采集的穿刺液、组织块及以上制成的组织悬液，直接涂布制片，干燥固定后，按照需要进行革兰染色、美蓝、抗酸等染色，观察有无病原菌。

(3) 分离培养：根据临床资料、显微镜观察结果，选择不同的培养方法及培养基。一般情况下，同时接种血琼脂平板、巧克力琼脂培养基、中国蓝琼脂培养基或麦康凯平板进行需氧培养及在 $CO_2$ 环境中培养，如有必要同时接种厌氧血平板，进行厌氧培养。如有特殊情况，如干酪样坏死组织怀疑结核感染，则接种罗-琴培养基培养结核分枝杆菌。根据平板上生长的菌落形态、涂片染色结果、生化反应等进行鉴定。最后报告“在××组织标本中分离到××菌”。

(4) 定量培养：有时某些组织需要测定单位组织中的细菌数量。无菌切取组织标本，放入无菌平皿中在天平上称量。将组织块置匀浆器中，加入 1mL 无菌肉汤捣碎成悬液。用无菌生理盐水做 10 倍系列稀释后，取 0.1mL 涂布在血平板、厌氧血平板中，培养后选择菌落数在 200cfu/mL 左右的平板进行菌落计数。根据该平板的稀释度，计算每克组织中的细菌数量。

**【注意事项】**

1. 组织标本中常见的细菌种类繁多，应尽可能使用实验室所有的培养基进行接种分离培养。有些细菌如布氏杆菌属细菌生长需要较长时间，应使用双相培养基。

2. 组织标本应同时采集两份，一份进行细菌学检验，另一份送病理学检验。

3. 标本采集应无菌操作。

4. 尸检组织器官标本，因死后肠道内细菌易侵入血流及组织内，培养时常有继发侵入的细菌如大肠埃希菌、产气肠杆菌和变形杆菌等生长，特别是变形杆菌，为防止其弥漫性生长应使用抑制性培养基。

**【讨论与思考】**

1. 浅部位及深部位标本的取材方法和运送特点有哪些？
2. 浅部位及深部位等标本接种及培养方法是什么？
3. 脓液等标本中常见病原微生物有哪些？

（段秀杰　王文凯）